U0219898

正念心理治疗师的必备技能

Sitting Together: Essential skills for mindfulness-based psychotherapy

〔美〕Susan M. Pollak, Thomas Pedulla, Ronald D. Siegel　著

李丽娟　译　　刘兴华　审校

中国轻工业出版社

图书在版编目（CIP）数据

正念心理治疗师的必备技能／（美）苏珊·M.波拉克
（Susan M. Pollak）等著；李丽娟译. —北京：中国轻工
业出版社，2017.1（2024.8重印）
ISBN 978-7-5184-1080-4

Ⅰ. ①正… Ⅱ. ①苏… ②李… Ⅲ. ①精神疗法－
研究 Ⅳ. ①R493

中国版本图书馆CIP数据核字（2016）第202110号

版权声明

责任编辑：戴　婕　　责任终审：杜文勇
策划编辑：戴　婕　　责任校对：刘志颖　　责任监印：吴维斌

出版发行：中国轻工业出版社（北京鲁谷东街5号，邮编：100040）
印　　刷：三河市鑫金马印装有限公司
经　　销：各地新华书店
版　　次：2024年8月第1版第5次印刷
开　　本：710×1000　1/16　印张：14.5
字　　数：140千字
书　　号：ISBN 978-7-5184-1080-4　定价：42.00元
读者热线：010-65181109
发行电话：010-85119832　　010-85119912
网　　址：http://www.chlip.com.cn　http://www.wqedu.com
电子信箱：1012305542@qq.com
版权所有　侵权必究
如发现图书残缺请拨打读者热线联系调换
241113Y2C105ZYW

译者序

不知道是何因缘，让我在失念中把写好的译者序永久删除，此刻我必须重写，心情已完全不一样，于是我索性接受这个无常，表达此刻我的感受。

七个月的打磨译成此书，我原以为会欣喜万分，可那一刻的感受却是小轻松下的大平静，更多的感受反而是在经历的过程中。

我知道我当下的生命状态会影响我的翻译质量，我为自己负责，更要为读者负责。在最初的日子里，翻译工作进展较慢，是正念练习（禅修）帮助我度过那些艰难的时刻，我用接纳的态度去觉察那个当下的情绪、想法和身体感觉，慢慢获得平静，然后去规划翻译进度，确定每天的任务目标，一天天进行下去，让自己在平静中进行这个工作。在翻译的过程中，还有其他的社会角色需要我扮演，比如咨询师、母亲、妻子、女儿，因种种原因，有时候赶不上进度，这对于我来说是最艰难的日子，种种自我批判的声音扑面而来。期间，最能够帮助我的就是慈悲的正念练习（慈心禅和悲心禅），当我用慈悲的心看待自己生命的那一刻时，痛苦从我的生命中慢慢消失，前行的力量渐渐聚集。

我感恩正念禅修给予我的一切，感恩在修习正念的路上遇到的各位前辈，感恩他们给予的教诲。感恩"南嘉"的徐钧老师的牵线搭桥，以及在本书翻译过程中，对于佛法方面的知识的耐心解答，在与他交流的过程中，我体验到了什么叫做菩萨心肠，无论什么时候向他请教，我总是可以得到倾心相助；感恩我的导师刘兴华老师，他在美国访学的繁忙时期，依然愿意接受我的邀请，对本书进行审校，当收到来自大洋彼岸深夜完成的邮件时，我心底生出由衷的谢意和敬佩；感恩"水滴禅室"的郭海峰老师对本书的慷慨资助，且他带领的网络共修时常给我启发，帮助我修改本书的某些细节；感恩"万千心理"的编辑戴婕老师，我们的沟通顺利而愉快，甚至她有时会容忍我的某些"无理"要求。我最后要感谢的是我自己和我的家人，感谢我有勇气去接受这个挑战，有耐心去完成它，感谢我的家人在这个漫长耗时的工作中给予我的生活上的照顾和心底的体谅，感谢我的女儿，她为此而少了许多母亲的陪伴。

最后，我想和大家分享一下本书中的一些关键术语的翻译心得，Meditation 通常理解为冥想，而在本书中的很多情况下就是指东方语境中的正念、甚至禅修，而在西方语境中正念是 Mindfulness，我还记得在参加第六届戒幢论坛时听到惟海法师讲到现在的从西方翻译来的正念叫做正慧更妥当，2008 年刚刚在首师大应用心理学研究所正念实验室学习和研究正念时，我们把正念叫做觉知，2011 年开始我们把它叫做正念，它在东西方国家游走的过程中，有了一些改变，在翻译过程中我尽可能忠于原文，同时又方便中国的读者理解，所以把 meditation 译为正念冥想，有时也会有一些标注，表明不同语境的称呼，由于译者水平和经验所限，翻译中不确切之处在所难免，还望各位专家和读者不吝指正。

李丽娟

2016 年 3 月于北京

前　言

现代心理治疗最好的方式是，治疗师和来访者在一起共享正念冥想的过程，学会清醒地觉察其不曾发现的多样的自我。

——Jack Kornfield（1993, p.244）

从 20 世纪 90 年代早期开始，在禅修和心理治疗学院（Institute for Meditation and Psychotherapy），我们三人和我们的学生坐在一起，聊正念和心理治疗的相互作用。第一版的《正念和心理治疗》（*Mindfulness and Psychotherapy*, Germer, Siegel, & Fulton, 2005）在不断的对话中产生。在讨论《正念和心理治疗》的修订版时，我们意识到，当时没有实用的指南指导心理治疗师把正念运用在他们的临床实践中。为满足这方面的需求，我们整理出版了此书，它是把正念纳入心理治疗的实践指南，其中的正念练习经过了选择和改编。

在过去的十年中，心理健康专家对正念冥想的兴趣激增。正念不仅在主流的心理治疗中占据了一席之地，而且在临床应用中发展最快。许多临床医生都认为正念的治疗机制超越了诊断，它能直达痛苦的潜在原因，是最有效的心理疗法中的一种活性成分。正念技术在很多心理障碍中的临床应用价值已经被证明，包括：抑郁、焦虑、慢性疼痛、物质滥用、失眠和强迫症。这种干预措施有效，且适用范围广泛，适用于从慢性心理疾病的个人到儿童、青少年、夫妻和家庭。

正念修习也可以帮助临床医生。它有助于我们保持健康的情绪，帮助我们培养有益的治疗特质，比如接纳、专注、平静和共情，以丰富和充实我们的生活，避免我们感到厌倦。一旦从中获益，我们就可以在保证安全的情况下详细周到地给患者介绍正念的临床益处，无须考虑治疗流派——精神动力、认知行为、以接纳为基础、关系、系统、存在主义、人本主义或任何其他的。因为对这种方法的兴趣的增加，来访者正在寻找各种流派的治疗师，这些治疗师自己练习正念，又通过正念练习中的洞察性见解启示心理治疗实现心理健康。

许多临床医生想要把这个技术吸收到心理治疗中，但是不知道怎样开始。本书是一个很好的起点。长期以来，正念已经发展为一个通用的补救措施。然而随着该领域的成熟，在了解这些练习如何影响不同发展阶段不同问题的人等方面，我们的经验越来越丰富和细致。结合临床和神经生物学研究，以及从正念训练课程中积累的智慧，我们正在学习如何调整训练以适合来访者。因而，我们并不是要呈现配方或操作化的治疗方案，而是基于来访者的独特需求及其治疗风格和取向，提供指导，帮助他们使用正念。为此，我们提供了各种各样的练习，以进一步适应治疗中的不同情况。就像正念练习本身，我们的重点是保持灵活，"活在当下"，并且无论出现什么情况都能巧妙地应对。

如果你之前没有练习过正念，这本书可以帮助你开始。如果你已经开始练习，那它可以帮助你扩展和持续。在个人练习的基础上，我们概括出了一些成为正念治疗师和在治疗关系中培养正念的方法。然后，我们介绍一些培养正念核心技能的练习——专注（集中注意、止禅）、开放监控（内观、观禅）、慈心、悲心、平静——把这些练习导入各种各样的临床实例当中。我们也针对个人练习中经常出现的障碍提出了应对的具体方法。因为人们很容易对大量的正念练习感到不知所措，所以我们提供了一些关于如何整理和融合各种练习以获取最佳受益的指导方针。

有时候，正念超越传统心理治疗中治疗师和来访者之间的界限，进入个人的或精神蜕变的领域，所以，我们也为这些转变提供建议。附录中提供了一些我们发现的有用的、治疗特定疾病和特定临床人群的练习方案，以及进一步进行正念修习和临床应用的资源。

因为我们的重点是正念在现实生活中的临床运用，因此我们的目的是尽可能为大众所理解，我们尽可能少地引用研究和其他学术著作。那些对正念科学基础感兴趣的人，可以阅读本书的姊妹篇——《正念和心理治疗》（第二版）（Germer, Siegel, & Fulton, 2013）。

这是一本写给临床医生的书，目的是在他们的专业实践和个人生活中引入正念。我们希望这本书是他们人生旅途中有益的伙伴。

目　录
contents

正念练习清单

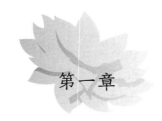

把正念引入心理治疗

把不断游移的注意一次又一次地主动带回的能力，是判断、性格和意志的根本。

——William James（1890/2007, p.424）

正念是一个已经被实践了 2500 多年的用来减轻人类痛苦的方法。这个方法貌似简单，和体验相关。近年来，临床医生发现正念对他们个人的成长极为有益，作为一种增强治疗关系的方法很有前途。它也是不断扩大的实证研究支持的心理治疗的核心成分，且被证明是一项很强大的技术，能增强几乎所有形式的心理治疗的效果。然而，正念不是一个通用的补救措施。正念练习需要被调整，以适应特定的个人和情境。本章探讨了正念在心理治疗中可以承担的各种角色，以及在根据我们自己和来访者的需求改变和选择合适的练习时我们需要面对的选择。

什么是正念？

西方的心理治疗师经常把正念理解为巴利文 *sati*（巴利文是历史

上佛教第一次集结时采用的文字），它意味着觉察、注意和记得。觉察和注意在英语中使用时很相似——保持察觉和注意。然而，记得是不同的。不是记得我们早餐吃了什么或回忆起童年的创伤，它指的是不断地记得保持觉察和注意，记得回归当下。

当我们在心理治疗中使用正念时，它也包含其他的基本要素。佛学学者 John Dunne（2007 年）指出，特种部队的狙击手站在建筑物的高处，指向敌人的大威力来福枪时需要保持清醒和注意，每当他走神了，他要记得把注意力拉回到他正在做的手头工作上。但是这种专注对疗效或解决情绪困扰不是最优的。狙击手缺乏的是接纳或不批判——增加温暖的态度、友善和慈悲。因此加上这些要素，我们认为正念是"用接纳的态度对此刻的体验保持觉察"（Germer, 2013）或"有意识地、此时此刻地、不评断地觉察"（Kabat-Zinn, 2003）。心理治疗中最重要的是接纳的态度："欣然接受、悦纳当下的任何体验"（Hayes, 2004）。

正念的角色

正念在心理治疗中可以承担各种各样的角色。我们可以沿着这个连续体，从内隐到外显概念化这些角色（Germer, 2013; 图 1.1）。在最隐蔽的一端是练习正念的治疗师。当我们开始有规律地练习正念时，我们自然开始不同于我们的来访者。随着心灵专注力的增强，我们更容易临在，集中注意觉察到每一个当下、我们自己和来访者想法及感受的变化。我们也拥有了更强的容忍力——增强对痛苦感受的容纳。在正念练习中接受任何体验，无论是痛苦的还是愉悦的，我们增强了和来访者的困扰以及我们对这些困扰的情绪反应在一起的能力（Fulton, 2013）。正如我们在第三章中探讨的那样，治疗师对情绪困扰保持开放的能力是形成有效治疗关系的关键。

把正念引入心理治疗

内隐的
- 练习正念的治疗师
  - ☐无论采用何种治疗干预形式，都要带着觉察和专注与来访者沟通
- 正念教育的心理治疗
  - ☐正念练习中的洞察性见解启示心理治疗
- 以正念为基础的心理治疗
  - ☐教授来访者正念练习

外显的

图 1.1 正念的角色

往下延续的是被我和我的同事称为正念教育的心理治疗。依靠我们自己的正念练习体验，我们开始获得我们的心智是如何制造痛苦的第一手的洞察性见解。比如，我们注意到，任何我们抵抗的体验或心理内容往往继续存在；我们看到，企图自我夸耀、攫取快乐并尽力避免痛苦，反而造成了痛苦。我们看到我们花费了多少精力从不适中寻找暂时的解脱。当我们注意到来访者的心智以类似的方式制造痛苦时，这些以及相关的观察开始影响我们的精神病理学和治疗的模式。我们的治疗方法变得越来越面向帮助我们的来访者保持开放和接纳更广泛的体验。

在连续体最外显的一端是被我和我的同事称为的以正念为基础的心理治疗。我们建议一些来访者在合适的时候，自己尝试做正念练习。在基于我们自己的练习经验的基础上，我们引入适合每个来访者的人格结构、痛苦水平、支持程度和文化取向的练习。通常第一次时我们会和来访者在办公室一起练习，然后再将正念练习作为两次会谈间的家庭作业。

没有适合所有人的方法

几年前我们有幸邀请到一位禅师参加哈佛医学院的心理治疗会

议。当时我们的同事 Chris Germer 邀请禅师带领我们做一个简短的练习。禅师用他独特的风格回应这个请求："我想你们中的一些人可能只是想要一个单一的冥想，一个简单的练习，且百分之百能产生积极的效果，但我认为那是不可能的。"他继续表示有无数的导致痛苦的心理状态，因此，也需要有无数的巧妙地应对它们的正念练习。特定的人在特定时间的需要是一个复杂的问题。他总结说："一些人经常强调正念冥想简单、有效，而又非常容易做到。我的说法正好相反，正念冥想既困难又复杂。"

我们是否正在为我们自己或我们的来访者选择练习，决定在一个特定的时间对于具体的某个人哪种练习是最有用的，确实是一个复杂的问题。临床医生在没有太多数据指导的情况下，刚刚开始绘制这个领域的地图。支持正念发展的实践在许多不同的文化中可以找到，大部分的这些练习随着时间的流逝而广泛发展。而且，临床医生个人为了特定患者的需要，将会自然而然地用混合的和调整的练习进行尝试。因此，我们接触到种类繁多的正念练习。

尽管有无数种方法可以对这些练习进行分类和描述，但基于我们的临床经验，我们确定临床医生可能需要牢记以下七个方面：

1. 强调哪种技能，是专注、开放监控，还是接纳？
2. 非正式的、正式的，还是深入静修练习？
3. 注意的对象是粗糙的还是精细的？
4. 是宗教的还是世俗的练习？
5. 转向安全还是转向尖锐的方面？
6. 叙述或体验的焦点是什么？
7. 聚焦于相对真理还是绝对真理？

综合考察以上这些，看我们在选择练习形式的时候可能形成怎样的指导原则。

强调何种技能？

培养正念至少涉及三个主要的技术：集中注意（专注、止禅）、开放监控（内观、观禅）和慈悲地接纳（Lutz, Slagter, Dunne, & Davidson, 2008; Germer, 2013）。（这些术语易被混淆，因为在佛教传统中观禅通常被称为"正念"；然而在西方，我们通常使用正念一词作为包含一系列相关练习的概括性术语。）在集中注意时，选择一个对象觉察并密切关注通常是大多数人开始练习的好方法。这些集中注意和稳定内心的练习构成发展其他技能的基础。然而最初觉察的对象几乎可以是任何东西，包括呼吸、脚和地面挤压的感觉、声音或视觉刺激，指导语整体上常常是很相似的。我们把注意力集中在某个对象上，带着兴趣和好奇心去觉察一刻又一刻的感觉。当头脑中有想法产生时——这是总会发生的——我们允许这些想法产生和消失。当我们陷入沉思或走神到别的感觉上，我们只需温和地把注意力拉回到最初的觉察对象上。（注意这里所讲的"集中注意"不同于集中到一个概念性的或创造性的任务。它并不是对于分析性或艺术性技巧的集中应用或解决一个难题，而是对当下意识中的体验的细致地、接纳地注意。）这些练习在第四章将会详细介绍。

没有一定的专注力，很难清楚地看到心智的工作模式。我们常常在迷失的想法中度过我们的日子。当陷入语言描述的情景时，我们通常既相信它的内容，又丢失了大脑在每一个时刻的元认知意识。没有专注力，在行为上也很难做选择——我们倾向于自动反应，没有注意到在追逐快乐或逃避痛苦之前，我们有机会停下考虑自己的反应。最后，没有专注力，发展正念所需的其他两项技能——开放监控和慈悲接纳，也是很困难的。

一旦集中注意的能力或专注力得到发展，头脑可以在某个对象上停留片刻且在走神时可以意识到，才能练习开放监控。此时，不再是一次次地回到觉察对象上——比如呼吸的感觉或双脚与地面挤压的感觉——我们把注意转向此刻在意识中占据主导地位的感觉。注意对象可能会从呼吸转换到声音、身体疼痛、面部气流带来的感觉或眼睛和喉咙里悲伤的感觉。不只考虑或分析这些感受，我们让内心和它们在一起，带着兴趣、好奇心和接纳的态度去体验。在一个人花费一些时间练习专注力且知道对一个对象保持注意一段时间是什么样子之前，他可能很难获得开放监控的感觉。这个态度有时被描述为：就像坐在寂静的森林里的池塘边，各种各样的动物在迁徙前来饮水。哪种动物将会到达、它们何时离开，完全在我们的控制之外。因此我们尝试欢迎所有的动物。在第五章我们将详细介绍这些练习。

一个理解专注（止）和开放监控（观）之间关系的方法，是想象自动相机出现之前的拍照。在那时，为了得到清晰的照片，你首先必须知道怎样调焦。没有这个技能，摄影师只能够照出抽象的、写意的、模糊的照片。提高专注力就像调整心灵的焦距——无论我们的注意转向何处，它能让我们看清楚。一旦拥有了这项技能，我们就可以用它来探索当下可能正在发生什么。

开放监控（观禅、内观）有助于看到心灵怎样制造了痛苦，当内心抵制各种各样的感官体验和出现的想法或形象时，痛苦就产生了。它也有助于重新整合之前分裂或否认的内容。这些内容包括想法、情绪和不能被家人或外界认可的冲动，或发生时太痛苦而不能被完全体验的创伤性事件的记忆。当这些内容在内心出现时，开放监控能帮助我们注意到它们，我们练习用接纳的态度问候它们，那么它们就变得熟悉，而不再是外来的侵入者。正如在精神分析中，一个人躺在沙发上自由地说出进入头脑的任何想法，我们曾经尽力回避的东西迟早会出现——这样的内容在正念中也是如此——会回到意识中来。从轻微的创伤性记忆，比如拒绝或失败的时刻，到重大的伤害，比如经历身体虐待或性侵犯。我们认为不道德的攻击、贪婪和性冲动也会常常出现。这样的遭遇是有帮助的还是具有破坏性的，取决于一个人接纳和整合这些内容的准备状态，很快我们会对此进行讨论。

练习开放监控的另一个潜在的益处是提高我们对此刻丰富性的欣赏与享受。当我们在正念中进行感官体验的练习后，在接下来的一天中我们倾向于更生动地品尝、触摸、看、感受和闻东西，增强我们体验的能力，并极大地丰富我们每一天的生活。

专注（止禅）和觉察练习（观禅）可以很好地合作以培养专注力和觉察力。但是在练习的过程中，人们通常被不断产生的想法搞得不知措施，或发现自己陷入自我批评的模式中。在这些时刻，需要更多的接纳。慈心、自我慈悲和平静的技术在这些时刻有助于获得掌控感并抚慰心灵，增强可能体验到的任何感受的能力。

接纳练习（慈心禅和悲心禅）有多种形式。最常见的形式是想象一个充满关爱和慈悲的人或动物，把爱和关心发送给他，然后，一旦感觉到这种情绪，也把爱和关心发送给自己、喜爱的某个人或更广泛的社会群体。通常用"愿你快乐""愿你安宁""愿你远离苦难"这样的句子强化这种感觉。相似的练习、类似的祈祷语，在许多文化传统中也可以看到。它们帮助人们感觉被爱、有掌控感，接纳自己和他人。其他的包含慈悲技术的接纳练习让我们在情绪低落时获得掌控感，平静练习能增强我们的容忍能力或容纳挑战性体验的能力，在情绪变换的风暴中培养稳定性。各种各样的接纳练习将在第六章和第七章详细说明。

在专注、开放监控和接纳练习中，在特定的时间找到最佳平衡点是一门艺术。当头脑特别活跃，无法专心或迷失在想法的河流中时，更多的专注练习通常是比较有用的。当难于应对的记忆或情绪席卷而来或接收到满是自我批判的语言时，慈心、自我慈悲或平静练习通常有帮助。当内心比较平静和充满接纳时，开放监控（内观、观禅）可以促使我们走近更深刻的见解，帮助我们变得清醒并接纳各种各样的想法、感受和记忆以重新整合，否则它们可能从我们的意识中逃离（R. D. Siegel, 2010）。不管这些正念练习是我们自己的还是为来访者设计的，熟悉并愿意尝试不同形式的练习是有益的。有时我们可能用整段的正念练习时间做一种练习，在其他时间，在一次练习过程中我们可能根据自己心灵状态的变化在这些练习之间调整。

很有帮助的一件事情是，考虑和运用这三个核心技能作为不同的方法来强化正念的三个核心成分（用接纳的态度觉察当下的体验）。专注力练习帮助我们和当下保持联系，开放监控拓宽和加深我们的意识范围，知道在某个时刻什么正在真切地发生，慈心禅和悲心禅让我们用接纳的态度遇见在意识中升腾起的所有。

非正式的、正式的或静修练习

培养正念有点像健身。不用彻底地改变我们的生活方式，我们可以用爬楼梯代替乘电梯、骑自行车代替开车，并养成一些保持身体健康的习惯。然而，为了变得更健康，我们需要花费日常时间去健身房，慢跑或做运动。如果特别想要促进健身计划，我们甚至可能骑行很远、背包徒步旅行，或在一个运动水疗中心度假。正念的培养有以下三种方式：非正式的、正式的和闭关静修练习。

如果不想花费额外的时间，我们可以选择非正式正念练习，比如正念走路、正念沐浴、正念吃饭或正念开车。这些需要改变注意对象。例如，在正念散步中不是把注意力集中在昨天会议中发生了什么或计划晚饭吃什么，而是注意此刻双脚接触地面和穿过空气的感觉。在正念沐浴中，我们细细品味数以千计的水珠——若水温刚刚好——温柔地抚摩身体的感觉。我们沉浸在水流的撞击、打肥皂泡、用水冲洗的生动感觉中，而不是回顾我们还有什么事情没做，等到淋浴结束时还不清楚我们是否已经洗过头发，"那是昨天发生的吗？"在正念吃饭时我们尽力品尝食物的味道，在正念开车时我们注意到前面的路、其他的车、大树、房子，等等。在所有的这些行为中，当想法进入大脑时，我们允许想法自然地出现和消失，再次把注意力温和地拉回到此刻的行为。通过这些非正式的练习，任何人都可以培养正念，因为它们不要求额外的练习时间，生活极少受影响。

但是如果我们想要深化正念，那么我们需要做正式练习，为正式练习预留时间。选择我们不会被打扰的安静的地方做一些专注、开放和接纳的混合练习。这些练习时间从简短的十几分钟到强度更大的三四十分钟不等。很多研究表明，正式的正念练习能引起大脑功能和结构的改变，大部分以正念为基础的临床治疗方案都包含正式练习（Lazar, 2013）。

许多来访者在进行正式练习时都会觉得有些困难。正如我们早些时候提到的那样，正念可以打开种种很难忍受的、不想面对的心理内容的大门。长时间的静默练习，尤其是把注意集中在呼吸时，会让人不知所措。人们也可能感觉他们没有练习时间——他们的生活早已经充斥各种各样的安排。还有人可能认为，正念作为舶来品（针对西方人来讲）和他们的宗教或文化信仰有冲突。然而，正如我们看到的，通过探寻练习的恰当的组合和强度，考虑到文化上的敏感性并以合作的方式呈现，大多数障碍都是可以被克服的。

开始真正的正念修习的最好方式就是闭关静修：花一天或者更多的时间，交替进行静坐、行走、吃饭或其他正念练习。避免与他人进行眼神交流、说话、阅读、写作、发信息或查阅邮件。静修可以显著地改变我们的正念水平，而且大多数练习者可以从根本上改变。

事实上，如果不经历静修，就很难完全发掘正念练习的潜能。在日常练习过程中，难以形成足够的专注，以清楚地观察到内心的工作模式。日常生活中，我们需要花费很多的时间思考和制订计划去完成目标。结果，我们大多陷入思维的旋涡，不停地叙述我们的体验。

而在深度静修期间，除了培养正念，很少需要做决定和完成目标，因此头脑易于安静下来，思维空间也开阔起来。我们开始了解思维怎样基于感觉、想法、情绪、动机这些基本单元建立对现实的认知。我们一次又一次地想弄明白，怎样尽力抓住愉快的体验，推开痛苦。我们甚至可能瞥见自我意识的不稳定——怎样从不断改变的意识流中构造每一个时刻。无论对于治疗师还是来访者来说，在改变我们对心理痛苦的理解上这些深刻见解具有巨大的潜力。

但是它们也可能造成很大的危险。几十年前，在参加深度静修时西方的禅师很少筛查心理稳定性，结果相当多的冥想者精神崩溃。在我们和同事提供的咨询或治疗的训练中有很多例子。对有脆弱或僵化的自我、重大的未解决或未重新整合的创伤以及可能有精神病的人来说，闭关静修是不合适的。虽然一些正念冥想中心对允许什么样的人参加静修有指导原则，但是当他们习惯的防御被挑战的时候，许多参与者还是承受不了。在来访者中评估谁最适合继续进行深度练习，需要考虑个人的静修经历，熟知他们的长处和短处。这方面的信息可以在治疗关系中获得，在这里我们可以观察到来访者开放和接纳他内心的广度、他的承受力，他通过放下认知框架来理解体验的难易程度。同时，考虑来访者的生物心理社会学的资源也是很重要的，它包含治疗联盟的强度、可获得的家人和朋友的支持、早期依恋关系的质量和精神疾病的遗传性。来访者呈现出越多的危险因素，我们在推荐闭关静修时就越要小心。有关筛选和参加闭关静修的更多内容将在第十章呈现。

注意的对象是什么？

在专注练习中，我们可以选择将注意集中在精细的目标上，比如，呼吸时空气进出鼻孔的感觉；我们也可以选择将注意集中在更生动细小的、粗糙的目标上，比如走路时单脚接触地面的感觉（见

图 1.2 ）。

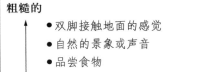

粗糙的
- 双脚接触地面的感觉
- 自然的景象或声音
- 品尝食物
- 铃声
- 随着呼吸的进行，腹部起落
- 唱诵
- 气流在鼻尖的感觉

精细的

图 1.2 注意的对象

当我们的头脑活跃、更易分心时，选择粗糙的目标会更容易跟随。然而为什么在正式的正念练习中我们并不总是选择粗糙的注意目标？为什么我们不去重金属音乐会冥想？毕竟，在这样的场合很容易注意到觉察目标——声音和灯光。事实上，很多粉丝参加这样的音乐会，很可能是因为他们享受沉浸在其中的感觉——把平常的想法和感受放在一边，全神贯注于震耳欲聋的声音和令人信服的视觉效果。问题是通过如此生动的目标我们不能培养精细的注意；我们可以注意到刺激，但是不容易觉察到我们头脑中正在发生什么并获得深刻的见解。我们不容易看到内心趋乐避苦的反应倾向，观察细微的感受或觉察内心对得与失的反应。

所以在临床练习以及个人的冥想中，我们需要决定何时选择更加精细的或粗糙的觉察对象。当意识难于停留在选择的某个觉察对象上，当想法不断地把注意力拉向别处时，许多练习者发现粗糙的觉察对象是有帮助的。当我们的唤醒水平比较高，焦虑或兴奋不断增加的时候，粗糙的觉察对象也是有帮助的。尽管不同的人可能对不同的觉察对象体验到的精细程度不同，但对大多数人来说，当内心活跃或焦虑不安时，注意行禅时双脚的感觉、自然的景象和声音、品尝食物、或倾听铃声将有助于平复内心。当内心比较稳定、较低唤醒、不沉溺于想法，更注意到精细的对象，比如呼吸时空气进出鼻孔、腹部起伏或唱诵（轻轻重复的语句）时，或许可以进行更细微的觉察。

是宗教的还是世俗的练习？

在美国的许多地区，临床医生通常问："我怎样向我的那些宗教保守的来访者介绍这些练习？他们会拒绝任何来自佛教或称作冥想的东西。"几年前，一位著名的禅师（2007）和抑郁症研究者谈话。他建议如果发现某些佛教实践练习可以帮助患抑郁症的人，研究者不必强调这些方法来源于佛教。他说这些练习的目的是为了减轻痛苦，如果人们知悉这些练习是佛教的，这种想法将会帮倒忙。

所有有效的心理治疗需要考虑来访者的文化背景。当介绍改编自宗教传统的练习，而宗教传统与来访者的信仰不同时，这点尤其重要。我们发现，具有科学思维的个人接受练习相对简单。有大量的神经生物学和临床研究的结果表明，在西方科学术语中描述这些正念练习是有理由的。对于世俗的来访者来说，某些练习的佛教根源可能对其造成困扰，我们可以效仿 John Teasdale、Zindel Segal 和 Mark Williams（1995），当他们第一次发表有关用正念作为抑郁症治疗方法的一部分的论文时，他们简单地称其为注意的控制训练。

对于具有更多宗教倾向的来访者，决定如何呈现这些练习是更复杂的问题。首先我们需要评估他们对其他宗教的开放性。有时一个改编自其他宗教的练习比世俗层面的科学的来源更有吸引力。在这种情况下呈现某些来源于佛教的练习可能不是问题。

或者，我们可以寻找和来访者特定的宗教背景相关的正念练习。例如，我们可以提供来自中世纪天主教修道院传统的归心祷告技术（Pennington, 1980）、犹太卡巴拉教的现代改编的练习（Michaelson, 2006）和苏菲派穆斯林（Helminski, 1992）的练习。

当然，就像没有宗教信仰的个人那样，对某些有宗教信仰的来访者用非宗教的方式引入这些练习是最好的。如果我们避免使用与宗教有关的语言，比如正念，可介绍这些练习为认知发展、心理训练或促进神经可塑性的工具，来访者会像接受其他医疗干预或教育产品那样很容易地接受正念。

虽然这些练习可以用许多不同的方式来表达，但是正念取向的治疗方法可能和某一特定的信仰传统存在不一致的地方，比如宗教传统教导人们应该清除某些思维内容，因为这些内容是"有罪的"，这就会导致冲突频繁地发生。在这种情况下，努力获得那些更多地强调接纳和爱的神职人员的帮助会更好，同时，也可以和来访者探讨禁止某些有疑问的想法、感受和冲动的方法的利弊。

转向安全还是转向尖锐的要点？

大多数临床医生对滴定干预（Titrating intervention）的挑战很敏感——不要很快地推动来访者进入不舒服的、潜在不稳定的区域。我们已经从研究创伤中达成共识，那就是在揭开被压抑的记忆或走向被否认的想法及感受之前人们需要建立安全感（Herman, 1992; van der Kolk, McFarlane, & Weisaeth, 1996）。

正如早先提到的，我们的人际交往环境经常阻碍我们获得某些心理内容。一个男孩会逐渐生成一种恐惧，即他对感情和爱的渴望或感到脆弱会使他成为"胆小鬼"；同样，一个女孩可能担心她的果断的性格会使她成为"假小子"。许多人在成长中被教育并认为所有的性、贪婪或攻击的情绪是不道德的。在这一点上，我们大多数人有过这样的经历——我们的心灵受到了伤害或我们感到羞耻、受到威胁或身体受到了伤害。这些事件因为太痛苦而难以忍受，在那时可能只是部分地被体验到，而现在也仅仅记得部分内容。在治疗中探索这些信息需要谨慎小心，以便来访者不再感到被这种情绪完全淹没或再次受伤。

通常为了提高安全性，一些正念练习允许人们把难以应对的心理内容封存，而其他的一些练习则促使人们走近可能被否认的想法、感受和记忆——在藏传佛教中称为转向尖锐的要点。尽管没有实验数据表明何种练习产生何种结果，但我们可以看看现有的作为指导原则的治疗传统。

一般来说，看起来好像是把注意放在胸腔、腹部和喉咙（比如注意呼吸的感觉）使我们转向尖锐的要点，而那些专注较远端的觉察对象（比如单脚站立的感觉、声音、品尝食物或自然环境）趋向更加稳定。注意胸腔、腹部和喉咙的感觉使我们容易和那些涌出的回忆和情绪连接，把注意力转向这个尖锐的要点，此原则与 Eugene Gendlin（1978）的聚焦取向疗法及其他的和身体相关的心理疗法是相关的。在个人和临床的经验中，我们不断看到简单地闭上眼睛和注意身体中心的感觉可以让我们感受到意识之外的感觉。

因此，如果一个来访者难以忍受他的情绪，或因闯入性的想法或想象感到不知所措，那么选择外界的注意对象并在专注练习中运用，不再强化觉察挑战"内在的"心理内容可以给其提供稳定的或安全的体验。所有的这些"外在的"感觉指的是注意力远离身体核心，可以是非正式的（在做其他事情时练习）或正式的（为正念练习预留时间）练习。这些练习包括行禅、听禅、自然禅和食禅，可以睁着眼睛做。实际上，我们可以帮助来访者意识到内在心灵产生的所有感受，而外部世界相对安全的感觉能够提供一个相当不错的庇护所。

除了对外部世界的集中注意练习，一定的正念构造技术包括想象，也有助于维持内心稳定。正念是用接纳的态度觉察当下的体验，有意设计让疼痛的感觉自由产生和消失的练习来增强我们的接纳能力。这个技术既不把注意力放在身体上，也不放在外界的感觉上，而是聚焦在培养特定的感受或洞察力上。慈心和悲心练习将在第六章详细地描述，通过这个方法可以帮助人们感到安心和得到安慰，尤其是当人们被痛苦淹没时。同样地，被引导的意象技术，比如山禅（我们想象自己就像山一样岿然不动，尽管季节和周围的景象在变——看第七章的描述），能够培养平静的心境，在情绪和周围的环境改变时给予稳定感。在辩证行为疗法中运用禅的技术（Linehan，1993a，1993b），比如协调呼吸和脚步，把内心想象成广阔的天空，想法像云朵一样在其中来来去去，可以帮助人们感觉更安全。

当来访者处在一个相对稳定的生活环境中，拥有良好的治疗联盟，且不被情绪或难以应对的记忆淹没时，可能是时间帮助他走向尖锐的要点：面对令人困扰的记忆、探索不舒服的感受或可能看到问题行为带来的结果。这意味着走近和重新整合那些因为痛苦而被推到意识之外的情感、冲动、想象和记忆。虽然很多心理治疗技术有助于治愈，但是加上一定的正念练习会特别有效。

就像上面提到的那样，如果冥想者用足够的时间注意意识内的某个觉察对象，比如呼吸，那些被否认的大量的心理内容迟早会进入意识。虽然在专注练习中这种情况可能发生，但是在开放练习中它更可能出现。

大多数人发现，一旦他们决定好了将注意力转移到尖锐的要点，他们就能保持开放，并接纳恐惧、悲伤、愤怒、渴望、性冲动以及通过集中注意过往经历而产生的其他感受上。当我们用这种方式客观地观察情绪时，我们发现身体感受和描述性的想法及想象同时产生。因此如果我感到生气，我可能会感到肩膀和胸腔肌肉紧张，呼吸和心率上升，如"毕竟我已经为你做了，我不敢相信你那样对我"之类的想法穿过我的脑海。通过和情绪带来的身体感受而不是头脑中喋喋不休的想法待在一起，我可以更充分地体验它而不是被迫采取行动来"修复"这个情形（如果陷入喋喋不休的思考内容，我可能会这样干）。一旦学会只是与身体感受在一起，允许伴随的想象和喋喋不休的想法自由地产生和消失，大多数人都可以忍受强烈的情绪。我们不仅对情绪，也对破坏性行为的冲动学习采用这种态度，比如成瘾和强迫（Brewer, 2013; R. D. Siegel, 2010）。图 1.3 总结了用来建立安全感的正念练习和直面自我转向尖锐的要点的正念练习。

转向安全
● 外部聚焦（远离身体）
　□行禅
　□听禅
　□外部环境禅
　□食禅
　□通常睁着眼睛进行
● 内部聚焦
　□山禅
　□指导的想象
　□接纳练习（慈心、自我慈悲）
　□辩证行为疗法技术

转向尖锐的要点
● 走向任何不想要的或逃避的事情
　□在身体内有什么样的体验?
● 疼痛、恐惧、悲伤、愤怒、性兴奋
● 不想要的想象或记忆
● 破坏或强迫性行为的冲动

图 1.3　转向安全的和尖锐的要点的技术

专注于叙述还是体验?

大多数的来访者来治疗，想要分享他们的故事。他们既有好运气也有坏运气，这些既给他们带来了愉快的也给他们带来了痛苦的想法和感受。心理治疗经常专注于这些叙述，要么从一定的视角探索症状的来源和随后移情在日常生活中的表现形式（在心理动力治疗中）；要么通过检查不理智的、不适应的歪曲认知（在认知行为治疗中）；要么试图在文化或人际互动背景中理解症状（在系统治疗中）。专注于叙述有助于来访者感到被理解和获得掌控感，并可以使他们免于遭受不必要的痛苦。

正念练习通常把注意力从我们的叙述（头脑中喋喋不休的想法）转向一刻又一刻的体验。因此正念取向的心理治疗通常把注意集中在当下，在觉察的基础上改变身体感受。正如刚刚提到的，学习把注意力放在当下的身体感受上，有助于来访者更快地发展平静和情绪忍耐力，因为当我们和头脑中的喋喋不休分开，在身体上体验情绪时，我们会更容易接受情绪。聚焦在身体感受上也有助于来访者从创伤的记忆或被压抑的情绪中恢复过来，就像一些躯体心理治疗所做的，比如本体感觉创伤治疗（Levine & Frederick, 1997），感觉运动疗法（Ogden, Minton, & Pain , 2006），或在 Wilhelm Reich 工作的基础上发展而来的生物能疗法（Lowen, 1958, 1994）。

两种方法都是有用的。作为正念取向的临床医生，我们经常在选择重叙述的传统治疗还是重体验的正念治疗之间面临挑战。例如，如果一个年轻女性因社交焦虑害怕参加聚会，练习与身体内焦虑的感觉在一起而不是尽力避免这种感觉，可能会有更好的治疗效果。同样，如果一个老人感到焦虑不安并沉浸在抑郁中，将他的注意集中在潜在的悲伤和愤怒所带来的身体感觉上，开始让他的情绪和创伤记忆逐渐连接起来，这可能有助于他的治疗。

而有时候和时时刻刻的体验待在一起没有探索故事有力量。如果一个十几岁的男孩因某种冲动的行为而被羞耻折磨，现在他害怕他的伙伴们会排斥他。在这种情况下回顾所发生的事情，检查导致他产生冲动行为的条件，并仔细地讨论他会怎样想象别人现在怎样看他，将能够极大地减轻他的羞耻感——在解决羞耻感方面暴露疗法能够起很大的作用。这时候，叙述的方法可能比体验其身体内羞耻的感觉对他更有帮助。

如何在传统的重叙述的疗法和正念取向的重体验的疗法之间寻找最佳平衡是一门艺术。有时我们感到来访者能够与感觉体验建立连接，但是同时更多的资源被不合理、痛苦的叙述掠取了，比如，一个父亲对他的儿子不能够被他的母校接受感到伤心。直接去探索这个故事并检查儿子被母亲拒绝对父亲来说意味着什么，对这件事情的失望是怎样和其他的失望产生共振的，这可能是最有用的。在其他的时刻，一个人的故事可能不是特别扭曲，他可能被固化在逃避的模式里，因此练习与每时每刻的体验待在一起可能是比较通畅的。一位母亲害怕对她的女儿感到愤怒，因为她担心愤怒会进一步破坏她们的关系，她可能需要花时间只注意在她体内升起的一波又一波的愤怒。当然，在某一个特定的咨询会谈中，两种方法可能都是有效的——我们的挑战是辨别出何时着重使用其中一个。

在一个特定的时间决定着重使用何种方法依赖许多因素，主要的考虑可能是两种处理体验的模式，尤其是如果一个来访者好像被困在某种心理困扰中，他完全地沉溺于叙述或体验来探索心理困扰，那么此时试用另一种方法可能有助于推动治疗进程。

绝对真理还是相对真理

那些更深入研究正念练习的临床医生发现，正念远不止是缓解症状，而是有更大的潜能（Germer & Siegel, 2012）。毕竟，最初设计许多练习是为了彻底地改变心灵，有时被称为开悟。这种开悟超越了我们通常的概念，去看世界本来的样子，要清醒地意识到佛教传统中存在的三个特征：无常——一切都是持续改变的物质和能量流；苦，经常被译为"人生皆苦"——心灵总是不满足的，总是要尽力攫取快乐、避免痛苦；无我，如果仔细地观察我们的体验，没有"我"存在——内部没有具体的我——仅仅是展开的一刻又一刻的感受和伴随着头脑运行而产生的有关这一切的叙述性评论（或者正如神经科学家 Wolf Singer 在 2005 年所说，心灵是"一个没有指挥的管弦乐队"）。

直接理解和接受这些我们认为是绝对真理的存在的现实，给我们带来了巨大的心灵自由，我们变得较少试图持续攫取快乐和逃避痛苦，我们的自尊心增强了，并坚定地朝着目标走下去。正念心理治疗有引导来访者看到这些真理的潜力。临床问题中最重要的两个就是怎样做和何时做。

如果一个来访者因他的未婚妻在婚礼前不久解除了婚约而悲伤地前来寻求帮助，治疗师会向他指出一切都在发生改变，所以他无须期盼这段关系继续下去；我们从来不能把握任何事情；在任何好的或坏的时间，我们的心灵总是不可避免地在制造痛苦，因此，即使他已经结婚了也会发现别的痛苦的事情；他和他的未婚妻其实只是在改变的物质和能量集合，没有真正的存在，正如社会文化结构一样——这个回应可能会让来访者体验到治疗师对其缺乏基本的同情。

然而，在治疗中的某些时刻意识到我们平常的观点是多么地无用是非常有帮助的。许多来访者通过看清以下问题而得到了很大的收获：尽力维持自己的面子是多么地徒劳无功；追逐快乐和驱赶痛苦放大了我们的苦难；我们生命中的经历全都转瞬即逝。在一个非常典型的例子里，我们的一个来访者——几个月前因她的丈夫患癌症去世而陷入深深的悲伤——分享了如下的观察："有时我正在和一个朋友讲话，我突然意识到我丈夫的去世可能没那么可怕。当沉浸在和朋友交谈的画面、声音、感受中，而不是想着'他回家了'，我有了'他不再活着'的想法。所有因为他的去世而发生的改变在那个时刻其实是一个想法；交流的体验其实没有变化。"当然我们不要过早地诱导来访者走向这个视角，打开它的各种可能性是一种影响深远的解脱。

心理治疗总是需要从我们称为相对真实的水平开始，这些组成了人类故事的通常成分：成功和失败，欢乐和痛苦，渴望，伤害，愤怒，嫉妒，喜悦和自豪。作为治疗师，我们遇见了我们的来访者，充满共情地理解他们的情绪以及他们对跌宕起伏生活的反应。但是一旦我们建立移情关系，我们就开始探索实际上可能是什么导致他产生了痛苦情绪，我们还可以考虑，无论是拓宽来访者的视野，聚焦我们共有的存在困境，以及通常情况下心灵是怎样制造痛苦的，还是意识到所有存在的一切就是当下时刻，可能都是一种解脱。

在相对和绝对理解水平之间做决定，是另一个治疗是艺术而非科学的领域，我们需要利用自己在正念练习中领悟到的深刻见解再加上临床经验作为指导。一般来说，在相对真理水平开始治疗，并待在那里，直到来访者能够多角度探索所有的困难体验，再连接他有关困难的想法或感受才是有意义的。当想法和感受持续自由地升起，已不再抵抗时，我们可以考虑进行绝对真理方面的探索。一旦这发生，如果来访者认知灵活，同时可以包容多方面的观点，那么从更多存在主义和建构主义的有利地位探索他的体验，指出无常、苦、无我的现实是有帮助的。

正念冥想成为起反作用的防御机制

人类头脑中一个显著的特质是在心理防御机制上的创造性。就像灵长类动物随机遇到一根棍子并偶然注意到它是一个奇妙的能捡起美味蚂蚁的工具一样，我们学会了如何用一系列惊人的技巧以避免不适。尽管其中一些是非常有用的，在困境中它们能帮助我们，但是另一些则阻碍了我们的成长、发展和发挥最佳功能。冥想也不例外。事实证明，几乎所有类型的正念练习都可能被不适当的使用而成为防御机制。

紧紧抓住专注

我们一个同事回忆起一个投入很大热情进行正念练习的年轻人：

> Cliff 害羞且易感到尴尬，他最近失去了母亲，在社交场合常常感到不安全。他承诺开始练习，试图整天保持

正念。因此当他参加一个派对时，他把他的注意力放在每时每刻的呼吸的感觉上，无论何时他的内心游离，比如进入失去母亲的悲伤，他都会把注意带回到呼吸上，而不是对内心产生的任何感受保持开放（内观），或允许自己把注意力放在和他在一起的人身上，无论何时当痛苦的情绪升起时，他会比以往更密切地将注意集中在呼吸上。毫无疑问，他不能够和他人真正地建立联系或形成深层的关系。对他来说，严格地坚持专注练习已经变成了起负作用的防御。

在专注或别的令人舒服的练习（比如慈心禅）中避难是非常有技巧的。当痛苦的情绪或侵入的想法正在摇摆不定时，当下时刻的感觉能够稳定我们的注意，成为一个有益的暂时避难所。我们的挑战是感觉什么时候这种安全是需要的，什么时候它又阻碍了成长或最佳功能的发挥。

当静修变成了逃避

选择其他的练习也可能是防御。例如，尽管正式练习和静修都是巨大的进步，但是一些人潜心进行正念练习以避免人际间的责任或职业的挑战：

Justin 因为"不可调和的矛盾"刚刚结束了他的第三次婚姻。尽管他已经 50 多岁，但他的行为和愤怒情绪就像一个稚嫩的青少年。他由患有精神病的母亲和酗酒、有家暴行为的父亲养大。在成长过程中，其他的孩子嘲笑并作弄他。他一直是个受害者。

Justin 不能够看清在失去的关系中他所扮演的角色。他总认为是别人的错。因为很小的误会他会结束友谊，且他和他的母亲以及妹妹的关系也很紧张，经常陷入没有沟通的周期。当他的治疗师尽力使他觉察到，在这些破裂的关系中他也是有责任的，他将此理解为治疗师对他的侵犯和缺乏同情心。他结束了治疗，选择到印度进行一个强化的冥想静修。他说："治疗不是我内心需要的。"

为了避免处理发展和关系中的困难，Justin 显然希望正念可以绕道而行。虽然在印度的实践成功地分散了他一段时间的注意力，但是关系失败的痛苦景象开始在他心中升起。最终他意识到他需要回家继续工作并和其他人联系。

尽力辨别深度练习何时适得其反是一个棘手的问题。毕竟，大多数的临床医生不是僧侣或尼姑——他们选择生活在满是工作和爱的喧嚣世界中，可能用很有限的时间进行正念练习。然而，在许多精神传统中，离开作为世俗之人的喧嚣生活是一个由无数的放弃构成的选择。大多数智慧传统的创始人据说选择了这条道路。因此一个人什么时候选择在这个方向前进，使他的心灵和精神发展到下一个水平，什么时候为逃避发展带来的挑战而绕道呢？

作为临床医生，在理解这种个人决策时，我们需要保持开放并敏锐地觉察自己的价值观。虽然我们大多数不会机械地把来访者转向更深层的正念冥想练习认为是逃避，就像 Freud（1930/2005）认为未解决的婴儿渴望重返海洋合一的状态是法则那样，但我们可能还是对那些付出很大努力练习的人持怀疑态度，因为我们自己没有进行类似强度的练习。或者我们可能在另一个方向犯错——在我们兴致勃勃地进行正念修习时，我们可能看不到我们的来访者在正式练习或静修上所付出的日益增多的努力实际上是为了避免充分参与生活。记住正念的两种可能性可以帮助我们避免陷入任何一个陷阱。

避免不舒服的注意对象

我们经常听到"我真的喜欢行禅，但是我讨厌坐在那里练习"（或反义亦然）。熟练地选择舒服的注意对象，何时我们把自己推向（或鼓励我们的来访者进行）更艰难的练习？一些人趋向避免不适，可能最后的结果是阻碍了心理的成长。例如，来访者喜欢行禅是因为他不会感到焦虑或烦躁不安，而行走或许不能够使其理解和学习忍受焦虑或烦躁不安。

另一方面，人们可能会采取过于僵化的"没有付出就没有收获"的态度。在这种情况下，他没有注意到可以脱离不适，更巧妙地选择可以让那个时刻感觉更轻松的练习。守纪律的禅修可以被用来防御喜悦、放下和自在轻松。用不同的技术仔细倾听来访者的经历并在其整个人格背景下考虑，对其寻找平衡的练习方法是重要的。

宗教信仰和无宗教信仰的负面影响

讨论人们的宗教信仰或缺乏信仰可能会促进或阻碍他们的心理发展，这是具有挑战性的。没有完全客观的平台，一个具有宗教信仰的临床医生对这件事情的观察很可能不同于没有宗教信仰的临床医生。这也是正念练习要么促进、要么阻碍来访者成长的领域。

宗教信仰明显可以带来各种各样的心理益处——简单地举几个例子，意义和目的、安全、道德规范、参与社区事务以及比个人更多的认同，但是也给他们带来了心理上的挑战，包括：有关性和攻击冲动的消极批判、担心因不被接受的想法和情绪而遭到惩罚、担心被排斥以及僵化的信仰体系。

严格的非宗教的观念通常或多或少地有和宗教信仰相反的成本和收益。弊端包括：缺乏意义和目的、感到不安全和孤独、缺少道德指引、无法和更广阔的宇宙联结。益处包括：依着哺乳类的本性拥有更大的自由、很少恐惧惩罚或担心被排斥、有一个更灵活或具有相对性的信仰体系。

以宗教的方式开始正念练习是可能的，可带来对宗教虔诚的益处和弊端。对那些想要在宗教背景下开始正念练习的来访者，用开明无偏见、敏锐的方式探索个人的宗教理解怎样促进或妨碍他的心理发展：宗教信仰促使他的心理变得更加开放和灵活吗？它有助于他应对真实存在的挑战吗？同样地，以严格的非宗教的方式开始练习的人，可能从看到非宗教的信仰是如何有所帮助或有问题中获益。

过于追求安全

我们讨论过集中注意或专注练习，坚持觉察令人舒服的目标，投入过多的时间进行正式或静修练习，是如何成为一种防御以逃避现实生活中或内心的挑战的。另一方面，转向安全可能有实质性的治疗，以确保来访者不受创伤或不会伤害到我们。确定练习是转向更安全还是更具挑战的方向通常需要相当多的临床经验。而对于什么时候培养安全（不稳定的生活情况；许多和创伤相关的没有重新整合的想法、情绪和想象；脆弱的治疗关系）是可以给出一个总体的指导的，和各种各样的人密切工作的经验让我们意识到，情绪的挑战过于强烈不利于他们的成长。当学生问我什么时候能接受训练成为正念取向的临床医生时，我通常建议他们首先成为接受广泛训练且在值得信赖的督导的指导下工作的临床医生，因为培养何时把某人推向安全或邀请他进入新领域的感觉，需要在经验中形成的直觉。我们也建议他们继续自己的正念修习，以便他们可以亲身体验各种练习的效果，同时发展和强烈的情绪体验在一起的能力。

有趣的是，这是一个临床医生自己不适当的防御可以发挥巨大作用的领域。如果一个治疗师恐惧强大的影响，他可能推进来访者转向安全，从而避免他的不舒服；如果治疗师对于他的能力充满怀疑，感觉需要看到进步，那么他可能过早地推动来访者转向尖锐的要点（内心最棘手的问题）。

过早蹒跚地走向绝对真理

开始正念练习的另一个常见的危险有时被称为"灵性回避"或"灵性逃避"（spiritual bypass）。当人们把练习作为灵性或宗教的部分，通往智慧、慈悲，与上帝连接或开悟时，这个防御策略最经常发生。它对我们称为的绝对真理有一个纯知识的理解——所有的现象都具有变的本性（无常），我们的内心一直在制造痛苦（苦），没有具有实质的独立的我存在（无我）——否认我们人类的情感，自欺欺人按照我们想象的开悟的或神圣的人所做的那样去行动。当朋友令我们失望时，我们立即转向另一端，或注意到朋友行为背后的痛苦，不允许自己首先感受被伤害或愤怒的感觉。回避相对现实的问题，就像所有的心理防御那样，驱使我们的感受被埋藏。当我们埋葬感受时，我们似乎看到它们又活了：它们可以以躯体症状、被动攻击行为、难以克制的冲动和其他的不适应行为的形式出现。灵性回避是不正念地伪装为正念的时刻——否认我们在那一刻并不高尚的反应。

有时影响深远的神秘主义或超然的体验看起来可以提供一个穿越生命困难的捷径来支持灵性回避。然而，早晚我们都会面临普通生活的挑战，就像 Jack Kornfield（2000）在《狂喜之后》（*After the Ecstasy, the Laundry*）这本书中所讲的那样。不幸但是可以理解，有些人宁愿忽略所有的这些待洗的衣服：

> Sandra 刚刚在亚洲一个神圣的地方结束了她的朝圣之旅，在那里她有一个感人至深的精神体验。她想用正念取向的心理治疗来复制她的顿悟，同样帮助她的婚姻、她的令人烦扰的婆婆和使她备受挑战的青春期的儿子。当她的治疗师建议她向内观察她的想法以及对家人的反应时，她愤怒了。她生气地说："我不想向内看，我只想他们尊重我。"

Sandra 发现正念练习不能够提供可靠的逃避以进入超自然或超个人的解决方案——尽管在扩展我们的觉察力上具有巨大的潜能，但它不允许我们跳过生命中的挑战。

正如我们一直在讨论的许多临床的决定，时机和平衡是需要考虑的两个重要因素。尽管灵性回避经常是反治疗作用的，但它能培养"积极的"情感态度和反应，这些反应并不能自发产生。正如我们将在第六章详细讨论的那样，刻意培养慈心、悲心或对我们感到愤怒或轻蔑的人的感恩确实可以增强有益健康的心理状态。我们需要仔细地辨别感觉，我们何时因难以忍受消极的情绪用这些练习作为逃避，何时在完全经历困扰的情绪之后用练习来发展有用的心理品质。

它是复杂的，但是值得去做

正如一位禅师（2009）建议的，我们已经看到把正念带入心理治疗是"复杂的"。人类是多面的，没有某一个练习或技术对任何人来说都是最佳的。在本章我们提供的指导原则仅仅是建议。每一个治疗师需要在临床实践中发现不同的技术在不同时刻如何影响不同的来访者。

在下面的文章中，我们将详细探索本章所描述的多种类型的正念练习。我们将提供各种各样的、你和你的来访者在不同的情况下可以尝试的技术的说明，还有怎样应用它们的临床说明。在附录中可以看到不经常使用的适合特定个人需要的冥想练习以及对特定障碍或人群的练习选择的指导方针。

我们希望这些练习能丰富你作为心理治疗师的经验，同时还能帮助你和来访者拥有更富足和更有价值的生命。

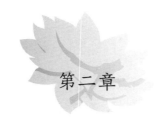

第二章

成为正念的心理治疗师

如果你想要养成某种习惯，去实践它；如果你不想养成某种习惯，不要去实践，而是使自己习惯于别的事情。

——Epictetus（in Bartlett, 1980, p.121）

成为一个更正念的人——以及在治疗过程中更正念的治疗师——的基础是我们自己的正念冥想练习。没有练习，我们可能只对正念是什么有一个知识上的理解，但是不能在内心深处感受它。我们也不能充分地理解它是怎样改变我们与变化无常连接的方式的，这些方式通常使我们在面对外在和内在世界时消耗很多能量。

这是为什么所有传统冥想老师在开始教导别人之前，希望发展和深化他们自己的练习。这也是以正念为基础的减压疗法（Mindfulness-Based Stress Reduction, 简称为 MBSR）和以正念为基础的认知疗法（Mindfulness-Based Cognitive Therapy, 简称为 MBCT），要求项目中的指导者学习和进行正念冥想练习的原因。同样的原因，这些有兴趣实践正念教育的或以正念为基础的疗法的心理治疗师，期待比非正式正念练习的来访者做更多练习的治疗师，应该从设定他们自己的正念练习开始。

如果你还没有开始你自己的正念修习，本章会帮助你开始。如果你已经在做，它会鼓励你扩展和深化它，并提供一些把正念带入临床工作的指导原则。

心理治疗师能从正念训练中获益吗？

最近的研究显示，进行正念冥想练习的治疗师和其他的卫生保健专业人士获得了很多益处，而无任何明显的负面影响（Escuriex & Labbé, 2011）。益处包括觉察到的工作压力、苦恼和倦怠的减少（Galantino, Baime, Maguire, Szapary, & Farrar, 2005; Schenstrom, Ronnberg, & Bodlund, 2006; Shapiro, Astin, Bishop, & Cordova, 2005），自我接纳、自我慈悲、生活满意度和幸福感的增加（Cohen-Katz et al., 2005; Schenstrom et al., 2006; Shapiro et al., 2005）。另外，参与者报告，练习改善了他们与来访者的关系，他们感觉更容易创造关怀的环境，有更强的共情能力，在关系中的临在能力增强，不再过度反应或防御（Cohen-Katz et al., 2005; Pipe et al., 2009）。

治疗师的有效性

练习正念的治疗师的工作更有效吗？在这里，研究没有定论。有一个研究是追踪两组治疗师的培训（Grepmair et al., 2007），其中一组进行正式的正念训练。然后，对两组治疗师治疗的来访者进行研究。接受正念训练的治疗师的来访者，不但其治疗体验评估显著提高，而且在症状上也显示有极大地降低。另一个研究（Greason & Cashwell, 2009）显示，治疗师在训练中的正念水平和他们的注意力保持以及共情能力有关。作者得出的结论是：正念是一个提高治疗关系的技术。第三个研究（Ryan, Safran, Deran, & Muran, 2012）表明，正念素质水平较高的治疗师，其来访者的人际交往能力更容易提高，即使其症状不能够减轻。然而，其他的研究（Plummer, 2009;

Stratton, 2006）显示，治疗师的正念水平和治疗结果之间没有相关，且一个研究（Stanley et al., 2006）表明，治疗师更多的正念和更差的治疗效果相关，这也许涉及治疗师降低了对治疗协议的忠实度。虽然治疗师自己的正念练习是否可以增强治疗效果这个问题还未得到广泛的实验研究，但是我们和其他许多规律练习正念的治疗师相信，正念可以增强治疗的效果。

正念和治疗的临在

练习正念时，我们不断地把注意力带到此刻的体验。一次又一次，我们放下对过去的沉思或对未来的焦虑，回到当下正在发生的事情上。我们从集中注意在相对简单的对象开始，比如呼吸时空气进入鼻孔的感觉或双脚接触地面的感觉。渐渐地，就像培养技能一样，我们可以集中注意在更复杂的对象上，比如一个来访者坐在我们面前描述高中的一段痛苦经历。这是正念的能力不沉浸在过去或倾向于未来，开放地接纳一刻又一刻浮现的任何东西，是临在的一个定义。另一个定义由心理学家和冥想老师 Tara Brach（2012）提供，他指出临在是"当我们全然地和当下的体验在一起时觉醒、开放和慈爱的感觉"（p.12）。

在许多方面，正念和临在是等同的。但是正念也指训练内心如此所是和停留在当下的过程。精神病学家 Daniel Siegel（2010a）讨论了"正念觉知训练"如何导向临在：

对术语"正念"的所有感受在于——保持清醒和有意识地注意我们在做什么，保持开放和创造多种可能性或不评判地觉察当下——正念是一个觉察的状态，使我们灵活、接纳和临在。（p.1）

Siegel 进一步陈述了临在有助于创造更安全、共情的治疗关系的一个模型。他解释了临在怎样导向同调——我们把个人心里想的事情放在一边，并抓住来访者体验的本质的能力。转而，同调导致共鸣，在这种状态下两个不同的独立的实体——治疗师和来访者，成为一个功能良好的整体。共鸣是"我们怎么感觉'感受'，以及两个个体怎样变成'我们'"（D. J. Siegel, 2010a）。临在、同调和共鸣的结合培养了来访者的安全和信任感，促使来访者积极改变。

心理学家 Thomas Bien（2006）介绍了另一个方面，正念能增强我们临在的能力，相应地也增强了我们用心倾听的能力。在 Bien 的观念里，完全临在和用心倾听使得我们把心理治疗转变为影响深刻的促进相互连接的感觉的心灵上的相遇，这能给来访者带来疗愈和成长。

正如我们即将在下一章探讨的那样，正念增强了我们倾听来访者时产生的强烈反应的容忍能力，也有助于我们活在当下。例如，我们可以学习不因自恋的冲动而行动，比如为了感觉自己是有用的或被尊重的需要做出具有深刻见解的评论；我们可以学习退一步思考，把我们的想法和感受仅仅当作想法和感受而不是事实，且不迷失其中，我们可以重新把注意力放在来访者和此刻正在展开的内部和外部的体验上。

当然，阅读关于正念的内容就像在餐馆的菜单上看到极好的一道新菜。它可能刺激了我们的胃口，除非亲口品尝，否则我们不能真正体验它。为了体会到正念的益处，我们需要练习。

入门教程：基础知识

练习形式

正如在第一章中所讨论的那样，正念练习有三种基本形式。在非正式练习中，练习者把清醒的注意带到日常生活的行动中，比如洗盘子、整理床铺或喝茶。另一方面，正式练习要求练习者特意地找一段时间，把日常生活的行为或其他的分心的事情放在一边，专门地集中培养一个或多个正念的核心技能：专注、开放监控和接纳。在强化的练习中，练习者进入静修中心或其他不被打扰的环境密集练习一整天、一周甚至更长时间。

那么你到底从哪里开始呢？如果你像大多数人一样，那么最容易开始的地方是非正式练习，因为它不要求额外投入时间。这是一个你可以马上开始进行的简单练习。

正念行走到候诊室

- 在你迎接下一位病人之前，尽量把你的注意力放在当下的身体感觉上。有意识地进行一两次呼吸，在呼气时放下你上次会谈残留的所有感觉。感受身体接触地板和椅子的感觉。

- 当你从坐下到站立改变身体姿势，起立时把觉察带到各种各样的身体感觉上。

- 当你开始行走时，感受双脚和地面挤压的感觉。当接触门把手时，觉察双手的感觉。当你走进走廊时，感受这里的空气，感觉或闻起来与你办公室里的是否有任何不同。

- 也许会有想法或情绪出现，尽力让它们自由地升起和消失，把注意力带回到一刻又一刻的身体感觉上。

- 当你在大厅走动时，继续感受双脚接触地面的感觉。

- 当你看到来访者并与其打招呼时，意识到你喉咙的感觉，听你嗓子发出的声音，且对其他人对这个偶遇带来的任何东西保持开放性。看你是否可以在会谈中保持正念。

这仅仅是一个非正式正念练习的例子。在本书的后面部分你将会找到其他的练习。这些练习有助于一整天都处于正念中，且和正式练习联合使用会更有效。

采取下一个步骤

虽然非正式练习是一个好的开始，是在日常生活中重要的积累正念的方法，但是它通常不能够提供足够深入的机会，不能充分地开发利用正念的革命性力量。因此，大多数人必须每天花费一些时间进行正式练习。

如果你真的想要深化练习，花时间进行深度的静修是最好的方法。如前文所述，参加静修给你一个远离分心的事情和日常生活责任的机会，不受平常社会习俗（比如，目光接触和人际交往）的影响。和日常生活中相比，在静默中，看起来无休止的头脑中的喋喋不休会极大地减弱，且正念的体验可以变得更加连续。因此，有关个人过往的洞见可能出现，我们会共享更大的真实——心灵怎样为它自己制造痛苦。这就是为什么静修在如此多的精神传统中是有价值的，在以正念为基础的疗法，比如正念减压和正念认知治疗中要求指导者完成为期一周的静修作为他们训练的一部分。

做出承诺开始练习

学习正式正念练习是相对简单的，但坚持练习是不容易的。一旦我们决定有规律地练习会遇到许多挑战，很容易感到沮丧，开始想是不是我们做得不对，开始怀疑这些练习是否真的值得。我们也可能因日常生活的需求占满了时间，以致不能够继续练习。

这就是需要承诺的地方。期待快速和明确的结果是我们遇到的最大难题。那么谁可以为我们负责？我们可能已经阅读了很多研究报告，显示规律的练习在改善大脑结构和功能方面有积极影响（Davidson, 2004; Lazar et al., 2005; Hölzel et al., 2008），能够提高情绪管理能力（Ramel, Goldin, Carmona, & McQuaid, 2004），防止抑郁复发（Kuyken et al., 2008; Godfrin & van Heeringen, 2010），减少焦虑

（McKim, 2008; Farb et al., 2010），并带来大量的其他心理或身体的益处（Germer, Siegel, & Fulton, 2013, for comprehensive reviews）。我们可能没有读到的是，改变通常是细微的和渐进的。一般随着时间的流逝，在回顾的时候可以注意到改变的发生。实际上，大多数研究着眼于那些每天进行正式正念冥想，而且至少坚持 8 ～ 10 周的人。

　　如前所述，怎样培养正念有点像健身，我们可以从不同的强度水平开始。这个比喻在另一方面也是合适的：有时开始一个例行锻炼可能是一个挑战，因为练习可能相当困难，然而在其他的时候同样的练习会感觉相对容易。但是不管锻炼是容易还是极具挑战，每次锻炼身体后我们都会相信身体正变得更加健康。所以正念也是一样的——无论感觉练习是容易的还是艰难的，无论我们发现心灵是活跃的还是安静的，每一刻的练习都有助于积累更多的正念。

　　因此继续下去是重要的，不要太快地判断我们的练习。如果你刚开始，在你得出任何结论之前承诺至少进行 8 周练习。只是坐下，不要评价你如何做或期待什么特别的结果。在 8 周练习之后，你可以回头看并决定是否有事情已经发生改变，是否值得继续练习。

维持正念练习的八种方法

　　在面临不确定、怀疑和来访者、家人以及朋友的要求——更不用说你自己的想法时，怎样保持积极性？这里有一些可能有用的提示。

　　1. 把它变成习惯。就像刷牙一样，使正念冥想成为你日常生活的一部分。确定一天中的哪段时间最适合你——首选是早上，有时放在晚上（或两者都可以）也是不错的选择——确定将那个时间列入你的日程安排表。然后不用再想它了。最重要的是，不要担心你是否喜欢它。正如耐克广告曾说的那样，做就是了。

　　2. 时间不要太长，也不要太短。选择一段足够长的时间进行正式练习让内心平静下来，但是时间不要太长以至你不可以把它变成你平常生活的一部分。对于大多数人来说，每天练习大约 15 ～ 45 分钟是合适的。但是如果你所有可以掌控的时间是 5 或 10 分钟，也是可以的。从较短的时间开始，随着信心和经验的积累逐渐增加练习时间或许是明智的。

3. 创造一个专用的空间。你可能没有像一些练习者那样具有有利条件，比如可以预留出整个房间用来静静地坐着。但是如果可能，在你的卧室、起居室或办公室角落为禅修创造一个空间。因此每次你想要练习时，不必再次创造空间，你可以坐下来然后开始练习。如果你愿意，用可以激励你的某些物件或图像装饰这个空间。

4. 找到你的坐姿。如果你的练习包含坐禅，如大多数正式正念练习者所做的那样，确定保持后背挺直，同时以放松和舒服的方式坐着。正确的姿势助长觉醒，逐渐使人获得有尊严的感觉，有利于气流从鼻子通过气管到肺部顺畅呼吸。在传统的佛教团体，练习者要么坐在被称为蒲团的一个小垫子上，要么坐在冥想长椅上，但是一个直靠背的椅子也是可以的。你可能想要体验这三种姿势，甚至根据你身体感觉的不同，轮流使用它们。

5. 寻找其他的支持。从一个可靠的冥想老师那里当面获得指导，或通过书籍和录音获得指导，是非常有价值的。和一个朋友或在一个志趣相投的人组成的团体中一起练习，也有助于支持和相对愉快地经过那些必然的跌宕起伏。

6. 放下判断。如前所述，如果存在不合理的期望和种种判断，会不可避免地导致挫败感。所以，要记住不是要到达任何特别的地方，而是一次又一次地回到此刻所在之处。

7. 温和地坚持。正念冥想需要努力，但是过于努力可能产生负作用。相反，寻求中道，就像佛陀有关琵琶弦的隐喻所描绘的那样：为了可以弹奏音乐，它们必须既不要太紧也不要太松。另一种方法认为，对自己要温和但是要坚持下去。

8. 记住你的目的。最初你决定练习的原因是什么，是为了寻找内心的宁静，还是为了使你的来访者、你的伴侣、你的朋友或你自己更快乐？又或是为了把更多的智慧和慈悲带到这个世界？在内心记住你的最高目的会是最强大的动力来源，尤其在你感到失落、困惑或气馁的时候。

为正念冥想寻找一个最佳的身体姿势

如果选择坐下，你可以使用椅子、冥想垫或冥想凳。如果使用椅子，找到一个你几乎可以让后背挺直舒服坐着的姿势。这个姿势有助于我们保持注意——挺直的后背增加警觉性。如果你喜欢，你可以靠着椅背，或往前坐一点，找到一个你的后背能够支持它自己的平衡点。

如果使用冥想垫，把垫子放在一个折叠的毯子或地毯上来创造一个柔软的表面，在上面盘腿而坐。垫子需要足够高，以至你的膝盖可以接触地面，在地面上的两个膝盖和垫子上的臀部形成一个稳定的三角。你可以把一只脚放在另一只脚的踝关节或小腿肚上，或简单把两只脚都放在地板上，一只放在另一只的前面，不用真正地把它们盘起来。如果你发现你的腿或脚感到麻木（"睡着了"），尝试增加垫子或折叠毯子以便坐得更高一点。其想法是找到一个使你感到舒服、持续的放松且而后背挺直的姿势。

如果使用冥想凳，把它放在折叠的毯子或地毯上。跪着开始，膝盖、小腿和双脚紧贴地面。然后把凳子放在身体下面，以便支撑你的臀部和大部分的体重。你可能也想要放一块垫子或折叠的毯子在凳子上面，以有更高的高度和铺垫物。其目的也是找到一个让后背挺直舒服、稳定的姿势。

无论你选择怎样坐，你可能发现想象一根线系在你的头部，温柔地把你拉向天花板或天空，拉长你的脊柱是有帮助的。接下来轻轻地前后左右摇动你的头，找到一个自然平衡的位置。其想法是做一个放松、体面而又警觉的姿势。你可以把你的双手舒服地放在大腿或膝盖上以增加稳定性；

尽量不要用手臂来支撑身躯或防止落下，因为这样做会制造很多紧张感。

尽管冥想不是真的身体锻炼，当冥想时尽量保持静止是有益的。如果升起抓挠或调整身体姿势的冲动，试着去观察这个冲动而不去行动。虽然对于这些你不必保持英雄式的坚忍，但是锻炼对冲动的一些克制会提高你的专注力，它也说明了一个很重要的关于大脑怎样习惯性地应对不舒服的原则——正念禅修的核心原则。

把正念带入咨询室

让我们假设你已经开始正式的正念练习，并且练习已经成为你生活中的一部分，你怎样更直接地把它带到你的临床工作中——不但把它教给来访者，而且也通过你自己体现呢？有三个基本的方法：（1）为正念在你的工作中运用创造合适的条件，（2）在工作日为正式练习寻找时间，（3）在日常生活中进行非正式练习。

为正念创造条件

当一定的条件出现时更可能引起正念，这些条件可以用四个相关的都以字母 S 开头的词语来描述：广袤无垠（spaciousness）、简单（simplicity）、一心一意（single-mindedness）和慢下来（slowing down）。

当我们充满正念时，有一种广袤无垠的感觉，在这里想法、感受和身体感觉可以更加自由地来来去去。在日常生活中通过增加一些外在的宽松，我们可以更加容易和频繁地体验正念内在的广袤无垠之中。做到这点的一个方法是，至少比你之前提前 5 分钟到达办公室。这将给你一个机会不只是整理房间、调节温度和开灯，也可以踏踏实实待在那里，甚至可能在第一个来访者到来之前做几分钟的正念呼吸练习。如果可能的话，看看你是否可以在两个预约之间留一些空间，在你日程表中为午餐和其他的休息预留空间。

几年前，我们有机会采访 Walt Frazier，他是传说中以在球场内外都能够保持冷静而出名的国家篮球协会运动员。当问到他的秘诀是什么时，Frazier 回答说，他绝不允许自己感觉到匆忙，并会将自己调整到一个合适的状态，他经常在比赛日比其他的运动员提前到达比赛场，以便为接下来的比赛进行身心两方面的准备（*personal communication*, 1984）。为我们自己准备参加一系列强烈的、与来访者的治疗会谈与此类同。为了可以做好，为了增加停留在当下和与来访者同频的机会，我们需要给自己一些时间和空间。

简单是一种态度。它指的是把有关过去的心里总想着的事情和有关未来的担心放在一边，一次又一次回到此情此景、此时时刻。这意味着放下我们知道的心理学理论和我们认为我们知道的关于来访者的一切，在鲜活的当下和他相遇。简单也可以反映在我们的外在环境中。通过保持办公室的相对整洁和整齐，我们可以创造一个来访者和我们自己更加易于保持专注的场所。

和简单密切相关的是一心一意，这意味着在一个时间只做一件事情或一个工作。当然，当我们和来访者坐在一起时，我们竭尽所能确保会谈不被打扰，我们的注意力不分散。我们也可以在余下来的时间通过尽可能多地避免一心多用，尽量扩展这个方法。因此，当我们接电话时，我们只是在接电话；当我们写一个进程记录时，我们只是在写进程记录；当我们吃午饭时，我们只是在吃午饭。当然，没必要对此盲目狂热，必然也会有例外。但是如果你想在会谈中更加一心一意，我们建议你尽量在会谈之间也更加一心一意。

最后，慢下来对正念是一个极大的帮助。我们可以做的最好的方法之一是记得按下暂停键——只是暂停，然后深呼吸，尤其当我们感觉困惑或情绪激动的时候。Tara Brach（2003）认为，"神圣的暂停"常常打破自动反应模式以便我们可以选择更智慧、更巧妙的反应。佛学老师 Pema Chodron（2009）指出，暂停是一个充满力量的与"自然开放"连接的方法，她将其描述为"我们心灵的天际线开阔无比"。

> 暂停在这个过程中非常有帮助。它在完全地专注于自我和觉醒及临在之间创造了一个瞬间的对比。你只是停下来几秒，深深地呼吸，然后继续。（pp. 7–8）

对正念认知疗法的开发者来说，暂停使我们从"行动模式"转化到"存在模式"，以至在照顾我们自己和他人时，我们可以停下自动导航，并开始用更正念的方式行动（Segal, Williams, & Teasdale, 2002）。

临床日的正式练习

如果你能抽出时间，这里有一些简单的正式冥想练习，你可能想要将其融入你一天的临床工作。

第一个练习在任何时间都可以做，但是在临床工作刚开始时做特别有用。它是受 Thomas Bien（2006）的叫做"成为大师"（pp. 26–27）的冥想启发，不是严格的正念练习，涉及许多精神传统中使用的可视化技术，尤其当练习的目的是培养和正念相关的积极的品质比如悲心、慈心和平静的时候。

与源头融合

- 后背挺直舒服地坐下，慢慢地开始把注意放到呼吸上。在吸气和收缩中感觉身体舒展，或在呼气中放下。
- 你或许发现你的注意力不断游离，温和地放下让你分心的东西，把注意带到此刻呼吸的感觉上。
- 逐渐缩小注意的焦点，以便集中注意在胸腔和后背上部这些在心脏周围的区域。

● 当与心脏周围呼吸的感觉保持连接的时候，想象一个代表最高水平的智慧和慈悲的人。如果你有宗教或精神上的信仰，那个人可能是佛陀、基督耶稣、观音、特蕾莎修女或你所在文化传统或社区的一个人。如果你属于非宗教的倾向，它可能是历史上或神话里的某人，或某位深受爱戴的老师、临床督导或指导者，甚至可能是你拥有的更高的自我。或者他不仅仅是一个人，你可以想象一系列的站在你周围的人，他们的眼里充满了智慧和慈悲。

● 现在想象一束光连接你和这个人或周围的人的心脏。当你继续呼吸，感受你吸入他们的积极的品质和治愈的能量。心灵之间的光开始加强。让心灵之间的距离逐渐缩短，直到你和他们成为一体。

● 静静地多坐一会儿，并想象这个至上的智慧和慈悲的源泉从头到脚注入你的整个身体。注意提醒自己它一直在那儿，并在余下的整天中尽最大努力把它带入与来访者的工作中。

　　下一个练习只需 1 ～ 5 分钟，取决于你有多少时间，常常在会谈之间或当你感到迷失在过去或未来想要和当下连接的时刻运用。它改编自正念认知疗法项目中开发的 "3 分钟呼吸空间"（Segal et al., 2002）。

微型正念呼吸

● 把脚平放在地面上，后背挺直坐下。闭上双眼或只是向下望着前面不远的地方，不用聚焦在任何特别的东西上。（如果愿意你也可以站着或躺下做这个练习。）

● 把觉察带到你的身体 / 内心，并接受你所发现的任何感觉。如果可以，简单地命名这种体验（像这样对自己说 "后背下部的紧张"、"感到焦虑" 或 "思考在上个会谈中说的话"）。无论你的体验是什么，记得尽可能保持客观并接纳它。这个想法仅仅是命名什么正在发生，而不是判断或分析它。

● 把觉察带到呼吸的感觉上，集中注意在鼻尖、胸腔或腹部，任何你感觉呼吸最强烈的地方。尽你所能，把注意力专注在呼吸的感觉上，至少持续三次完整的吸入和呼出，如果你有时间且愿意可继续更长时间。当你走神的时候，放下任何令你走神的东西，温柔地把注意带回到呼吸上。

● 和呼吸保持连接，将觉察范围逐渐扩展到整个身体，于是在对呼吸觉察的同时保持对身体的觉察。

● 增加声音和听觉的体验，继续扩展觉察范围。仅仅只注意声音的出现和消失。

● 静开眼睛、环顾四周，把觉察带入接下来你所看、所想、所感、所说或所做的事情中。

　　每一个治疗师都知道这种感觉。1 小时中的 15 分钟已经过去，来访者还未出现。你可能已经打过电话并留下了信息，也可能正在等待并充满疑惑：是在最后一刻有紧急情况发生了吗？是对预约时间有误解吗？是他忘记了吗？是上次会谈中发生了什么事情使得他很难再回来吗？可能我的来访者放弃治疗了，我再也听不到他的故事了。在这种情境下，大脑可以编造许多故事来解释未知。

　　因为关于这点你现在什么都做不了，你可能会怎样使用这个预想不到的礼物——在一天中的额外 45 分钟？当然，你可以去写你的论文、打电话、上网或阅读几页昨天开始读的小说。但是在处理待办事情之前，你可能想要试试下面的练习，设计它的目的是为了培养面对不确定和怀疑时的正念和慈悲：

正念失约

● 静静地坐着，闭上眼睛，把觉察带到头脑中出现的任何想法。如果你认为自己知道来访者未出现的原因，提醒自己那仅仅是个想法、一个最好的猜测，并考虑其他可能的解释。如果你真的不知道，看看你是否可以只是坐着面对不确定。

● 简单地注意产生的任何感觉。可能你正感到恼火、受伤害、困惑、担心、焦虑或孤独。不要用思考去喂养这些情绪，看是否可以在你的身体上找到它们，与它们一同呼吸。问自己：我是否可以为这些令人感觉痛苦的想法和感受创造空间？

● 尽你最大可能，把想法放一边，集中注意在身体的感觉上。如果你已经找到看起来像是体现这种感受的一个点——比如胃部的痉挛或胸部的紧张——那你可以选择专注在那儿。或者你可能愿意集中注意在接触点上（身体和椅子、地面接触的地方）、整个身体感觉或呼吸的感觉。用这些身体感觉作为锚点，无论何时你发现自己走神了，记得再次回到这些感觉上来。

● 当和这些感觉在一起时，通过缓慢地默默重复如下的句子向自己发送慈心：愿我平安免于遭受内部和外部的伤害。愿我内心自在。愿我心灵愉悦。愿我免于遭受一切痛苦。

● 一段时间之后，聚焦于你的来访者的形象或感受上。然后开始将慈心扩展给他：愿你平安免于遭受内部和外部的伤害。愿你内心自在。愿你心灵愉悦。愿你免于遭受一切痛苦。

● 最后，想起正在和自己在乎的人分开的所有人。可能包括其他的治疗师和来访者、和孩子分离的父母、和挚友分别的朋友、和心爱的人分开的恋人：愿我们平安，免于遭受内部和外部的伤害。愿我们内心自在。愿我们心灵愉悦。愿我们免于遭受一切痛苦。

● 在开始你一天的忙碌工作之前，花费一些时间只是呼吸并和身体中最强烈的感觉在一起。看你是否可以把慈悲的感觉带入接下来的活动中。

临床日的更多的非正式练习

你可能认为你太忙，而不能将很多正式的正念练习整合进你的临床日。那可能是真的。但是，即使在最忙乱的日子里，依然有机会进行非正式练习。你所需要做的是，在繁忙的一天中为自己寻找空间，记得要进行正念练习。在本章前面描述的正念行走到候诊室的练习是一个可行的方法，除此之外还有更多的方法。

例如，随着越来越多的正念练习，你会变得对你的锚点越来越熟悉——当你内心游离时，把你拉回注意的地方。重新回到锚点就像在迷失之后再次回家。它提供了安全和舒适的感觉。当你处于具有挑战性的临床情境中时，它可能是一个有价值的非正式练习。

假设你正和一个叙述冗长而又老套的自我批评的来访者，或对你的评论感到生气的来访者，或坦言一直在考虑自杀的来访者在一起。你发现自己感到焦虑、恐惧、沮丧、生气或困惑。你注意到自己在座位上向前倾。你想知道你是否胜任这个挑战，你是否可以找出某些有用的事情讲。在讲话之前，你可以试试这些：

重新回到锚点

- 不是想着要说什么，而是重新回到锚点，即使只有几秒钟。有意识地呼吸 1 ～ 2 次。感受身体和椅子接触的感觉。听通风系统或外面经过的车辆的背景声。
- 如果你已熟知某些慈心禅或悲心禅，你也可以返回那些语句作为锚点。

与锚点连接，给你一个回到当下的机会，来驱散怀疑和困惑的乌云，让你内部的智慧和慈悲告知你接下来要说什么或做什么。

心理学家和冥想导师 Sylvia Boorstein（2011a）说，她经常让慈悲的语言在她的脑海中播放，"就像一个小的节拍器"，帮助她在困难的临床冲突中保持冷静："只要我是平衡的，我就可以完全……回到那个房间。然后我自己的心灵就可以恢复它本身的智慧……的确如此，我天生的慈悲就会升起"（p.7）。

许多专业人士、心理治疗师，尤其是那些私人执业者，在工作时间经常独自进餐，或者在两个预约之间设法腾出时间吃个快餐或小点心。这可能也是一个很好的培养正念的机会。这里有一些建议。

休息间隙的食禅

- 放下你的笔记本电脑、智能手机、阅读材料和其他令你分心的物品。
- 看着你的食物，简单地觉察为了生产它，聚集在一起的所有的自然和人类的力量。
- 在食用之前，沉浸在你的食物的香气中。
- 当你开始咬时，将注意集中在你的体验上。注意口感、味道和在你的身心可能正在产生的任何反应。
- 如果你有时间，比平常更加缓慢地咀嚼，并在吃每一口之前短暂停顿。
- 当你进餐完毕，决心用食物给你的能量使你自己和来访者保持更加清醒和临在。

接电话是另一个常见的和工作相关的行为，你可以把它作为非正式正念练习。你所要做的全部就是记得集中注意：

接电话

- 电话铃声响起，在做出任何的接听电话举动之前全心地听电话铃响的声音。
- 拿起电话，感觉它的重量、手感、温度和其他的物理特征。
- 检查给你打电话的人的信息，无论是否是你认识的名字和号码，注意你脑海中出现的任何想法和感受。
- 随着对话的开始，在听和说中保持觉察。听你自己嗓子的声音，听打电话的人的声音，觉察任何的反应，如果你发现自己陷入其中，和你的身体或别的锚点保持联结。
- 当电话结束时，停留片刻，再把注意力带回身体，有意地去觉察那些感到绷紧或紧张的地方，把呼吸带入这些地方，如果有可能，在继续进行你的日常工作前为这些感受留出空间。

当你感到沮丧时怎么办

进行正念冥想练习对我们个人的生活和专业成长有无数的好处，然而，它并不总是顺利的。感到沮丧是这个过程中一个不可避免的部分，尤其如果我们有比较高的期待时。无论何时你（你的来访者）想要放弃，记住下面的几点建议是有帮助的：

耐心是必须的。 在正念冥想中发生的改变是细微的和逐渐的。通常好像什么也没有发生，但它确实是在改变。有研究显示，那些持续练习 8 ～ 10 周的禅修者大脑机能和客观性能都发生了明显的改变。

获益是不断积累的。 当你练习正念时，你正在重新连接一直被限制的身体反应和情绪体验。这不会在一夜之间发生。当过一段时间之后再回顾过去，你会发现自己身上的改变。

注意沮丧的感觉。 你是否能觉察到沮丧及其相关的状态，比如无聊和烦躁不安？密切注意它们。对它们保持好奇。你如何体验它们？试着去分解它们的组成部分：想法、情绪和身体感觉。

仁慈友善。 练习不是容易的。走神是心的本性。因此每次注意到你内心已经游离，那并不是问题。事实上，你应该为自己感到欣喜，因为你已经再次回来。如果内心走神一千次，你就把它带回来一千次。这就是练习的全部。

不比较。 你所能做的是尽你的最大努力练习。不和别的任何人或你认为你应该达到的状态进行比较，只是在你所在之处，就足够了。

超越我们

本章的这些建议和练习主要是为发展我们的正念做准备。对大多数人来说，这是最好的开始之处。在下一章，我们为正念取向的临床医生探索下一个必然的步骤：怎样在我们和来访者的关系中培养正念、提高在治疗时我们两人之间的同频和共振水平，因此每一个 50 分钟的时间都会变成一个"双人正念"时间（伙伴式正念）（Epstein, 2008）。

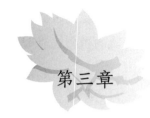

第三章

在治疗关系中培养正念

像感受你自己的个人世界一样去感受来访者的个人世界，但不
迷失其中——这就是共情。这看起来像是治疗的本质。

——卡尔·罗杰斯（1961, p.284）

　　Lester Luborsky 是心理治疗效果研究的先锋，因提出"渡渡鸟
假设"而闻名。在引人注目的多年元分析研究之后，他和他的同事
得出结论：最有效的心理治疗形式的比赛已经落幕。正如在《爱
丽丝梦游仙境》中渡渡鸟在赛跑之后宣布的那样，"每个人都赢得
了比赛，且所有人必须都有奖赏"（Luborsky, Singer, & Luborsky,
1975）。然而后来的研究对这个立场既有支持，又有反对。有数据表
明，一个应用非常广泛的治疗方法对许多疾病确实有效。而大量的
数据也表明，心理治疗师所使用的特定技术与"共同因素"相比通
常是不重要的，比如在预测治疗效果上治疗联盟的力量（Duncan &
Miller, 2000; Fulton, 2013; Hatcher, 2010; Horvath, Del Re, Flückiger, &
Symonds, 2011; Stiles, 2009; Tryon & Winograd, 2011）。

　　许多以正念为基础的疗法在结果研究上显示是有前途的，正念
练习在提高治疗关系质量的潜能上至少是同等重要的。第二章提出

了初步的证据，表明治疗师自己的正念练习可以增强他调节情绪的能力和治疗的临在性。在本章，我们将提供如何用正念练习来强化治疗联盟，以及当介绍正念练习给来访者时，如何最好地维持治疗联盟的一些建议。

加强治疗的临在

当今的研究表明，在成功的治疗联盟中，治疗师被认为是温暖的、共情的、善解人意的和接纳的，他们愿意用开放、合作的态度走近来访者（Norcross & Wampold, 2011）。许多年以前，弗洛伊德（1912）提出尽力培养"均匀悬浮注意"（evenly hovering attention），治疗师"只是专注地倾听，不被保留在大脑中的任何特别的东西所打扰"（pp. 111–112）。但是弗洛伊德和当代的研究者都没有指出，我们究竟应该怎样培养这些能力。正念练习可能提供了一个方法。

集中注意

正念练习的基本技能是专注或集中注意。只是一次又一次地把我们的意识带回到注意对象，无论是呼吸、单脚接触地面的感觉，还是自然界的声音，我们增强了我们的专注力。在治疗期间许多因素造成了内心游离，专注力对此能起到很大的作用。会谈的内容可能会对我们造成威胁，因此我们的注意防御性地漂移；对外界的担心或顾虑也可能拉走我们的注意；来访者可能不再投入，他的谈话不再有趣；可能我们也会感到劳累而把注意力转向深度睡眠。在所有这些情况下，培养专注力可以帮助我们保持注意力集中。

没有正念训练，我们常常通过提高音量尽力保持注意，增加体验的强度以保持"有趣"。通过正念练习，我们不是学习转移注意力，而是练习独立于内容的临在，以培养霍妮（1952/1998, p.36）所说的"全部心灵"（wholehearted）的注意（Morgan, Morgan, &

Germer, 2013)。

这是一个简单的你可以和同事一起做的练习，它显示了对会谈中我们的注意本质的洞察以及什么造成了我们内心的游移。

什么把你带走?

- 以后背挺直而又舒服的姿势坐下，面对你的搭档。从两人都闭上眼睛开始，把注意力带到呼吸上。感觉身体在吸气时的扩张和呼气时的收缩。
- 或许你注意到你已经走神，温和地放下带走你注意的任何东西，再次把注意带回到呼吸的感觉上。
- 几分钟之后，睁开眼睛，决定谁作为讲话者、谁作为倾听者。
- 倾听者的任务仅仅是听。这意味着不要点头、微笑、告知你的搭档你理解他的感觉。只是进入你的搭档神奇的临在的视听体验。
- 讲话者的任务是大声自言自语下面的问题：是什么把你从工作中全然投入的状态带走的呢？不要审查而是尝试说出进入你头脑中的任何想法。
- 讲话者说，倾听者，听持续 2 分钟。
- 接下来互换角色；倾听者变为讲话者，讲话者变为倾听者。重复这个练习持续大约 2 分钟。
- 和你的搭档讨论，作为倾听者你们觉察到的是什么，作为讲话者你们每个人觉察到的又是什么。

关于这个练习，治疗师常常报告有一系列的反应。作为倾听者，大多数人发现最初难以克制通常表示理解的方式——点头、微笑或其他试图展示给别人我们正在听的方式。有时进行沟通的冲动控制了倾听者的意识，使其难以集中注意；但是有时这种克制解放了倾听者，从而使其可以真正倾听，没有证明给讲话者他或正在倾听的负担。

作为讲话者，一些治疗师发现倾听者未点头或其他的表明他们正在倾听的方式的缺失是一个挑战——他们感觉到被遗弃。其他的治疗师发现，倾听者仅仅是倾听创造了开放的空间，解放了他们，从而可以真正地探索他们的感觉。无论哪种方式，治疗师通常获得了对在他们的工作中什么带走他们的注意力的洞察。

我们并不建议治疗师采用这种对来访者不明确地回应只是倾听的方法，但和一个同伴尝试这个练习可以帮助我们更加清楚地意识到我们所做的自动反应。一个有经验的治疗师可以点头、要求澄清或详细阐述，且表明理解，同时计划12道菜的大餐。觉察到我们通常的反应以及什么带走了我们的注意力，可以帮助我们在工作中更临在。

忍受情绪

在治疗中有许多影响我们注意的因素，其中最具有挑战性的一个是强烈地唤起痛苦的情绪。尽管来访者偶尔和我们分享他们的好运，但更经常的是讨论充满艰难困苦的体验，比如疾病、丧失、失败和失望。除非我们非常善于否认或者觉察到来访者的不幸可能随时降临到我们或我们所爱的人身上。有时候那种想法很难忍受。

正念练习是一个强大的工具，可以提高我们的情绪忍受力，使我们在见证痛苦时依然专心致志。要维持强有力的治疗联盟，保持专注是关键，因为通常只有来访者感受到我们可以耐心倾听那些情绪时，他们才愿意表达。如果某些情绪对我们来讲是太苛刻的或太困难而不能够忍受的，来访者将会注意到，通常会放弃探索它们；另一方面，如果我们可以更全面地体验，我们的来访者将会做出同样的选择。我们中的一个同道在他的职业生涯早期曾被他的来访者教导。

临床案例：和痛苦的情绪在一起

　　Jerry 是个沮丧的年轻人，他确信自己不可能获得幸福，没有机会找到朋友或爱人。一周又一周他告诉我他无助的处境，我做出无力的尝试来帮助他。我提供不同的方法来帮助他应对它们，告诉他他的处境可能在某一天改善的原因。我经常在结束会谈后感觉特别沮丧，心想："我是一个好学生，我已经进入了如此多的领域，而这个显然不是我的使命。"然而，每隔一段时间，在一次特别糟糕的会谈之后，Jerry 会在回来的下一周看起来好一些。他甚至偶尔表明我们之前的会谈是有些帮助的。我会想："可能对你来说如此。而这只会让我郁闷。"

　　逐渐地我学到了一个教训：如果我可以陪伴 Jerry 进入他内心最黑暗之处并亲自感受他感受到的停滞和无助的感觉，他会感到少一些孤单、多一些理解、多一些希望。

　　我们怎样运用正念练习发展这种情绪忍受力？有两个互补的方法：练习和不适待在一起，观察情绪的客观属性。

练习和不适待在一起

　　一个提高我们的情绪忍受力的方法是在正式的正念练习中练习克制。

和不适在一起

- 先舒服地坐下，背挺直呈现一个有尊严的姿势。背部要放松不要僵硬，眼睛要么轻轻睁开，要么闭上。
- 如果一切进展顺利，你将会发现你已经在呼吸。只是注意你呼吸的感觉。
- 看看你感觉你的呼吸在何处最强烈。可能是鼻孔、胸腔或腹部。感受每一次吸气和呼气的感觉。
- 如果你的内心游离，没有问题。温和友善地把你的注意力带回到呼吸上。
- 在注意呼吸 10 ～ 15 分钟后，看看你是否可以在身体上找到不舒服的感觉——或许是疼痛或瘙痒。

- 不是自动地抓痒或改变姿势缓解疼痛，而是以呼吸为背景把你全部的注意力带到这个不适的感觉上。注意它的特征，以及从此刻到下一刻是如何变化的。
- 尽力和不舒服的感觉待在一起。如果它们变得难以忍受，感受你自由移动时的身体感觉，但是首先尝试只是和它们待在一起。
- 在注意不舒服的感觉几分钟后，把你的注意力再次拉回到呼吸的感觉上。

当用这个方法把注意带到身体的不适后，发生的事情令许多人感到惊讶。通常他们注意到疼痛的感觉并不是连续的，而是时时刻刻在跳动和改变着的。有时他们不用采取任何特别的动作也能安然度过。

通过在这种专注练习中和不适在一起，我们逐渐变得更能忍受各种各样的疼痛，包括各种负面的情绪所带来的痛苦。

是情绪，但不是我的情绪

或许来自正念练习最深刻的洞见是发现"我"是不存在的。当然身体在这儿，他人通过我们的名字知道我们，我们有一个地址和一个身份证号。但是在正念练习中，我们发现我们的意识由不断改变的体验流构成。想法、情绪和感觉升起又消失，但是我们从来没有遇到那个小矮人——那个内在的"我"，没有发现永恒的、抽象的自我；相反，我们只是发现这个逐渐展现的体验，被意识流的语言有规律地描述。就像在第一章提到的那样，我们发现无我或无自我的这个事实——我们是"没有指挥者的管弦乐队"。

虽然这个概念听起来是深奥的，但是通过提高我们和强烈的情绪在一起的能力，体验无我可以提高治疗的临在性。让我们再次思考在第一章中提到的情境——有人伤害了我们的感情，我们可能会想："我不敢相信你竟然对我做了这些，毕竟我已经为你付出了那么多。"接下来产生的就是一个不断上升的愤怒情绪，而这反过来会引发更多愤怒的想法，增加这个体验的强度和持续时间（Farb et al., 2007）。

　　如何看透在正念练习中发现的无我的体验？我们可能注意到颈部和背部肌肉的紧张、心跳加速，并可能在头脑中一闪而过一个令我们心烦的人。我们将会体验到愤怒，认知科学家可能将之描述为伴随着口头描述和视觉想象共同升起的身体感觉，而不是关于"我的"愤怒（或"我的"恐惧、痛苦、喜悦等）的体验，它是"那个"客观的感受、想法和想象的出现。不再陷入关于"我"（和"你"）的思考，因而我们可以承受更强烈的情绪——让情绪的波浪更自由地升起和消失。而且正如我们所看到的那样，能够和痛苦的情绪在一起是维持有效治疗联盟的本质。

　　在临床时间外，通过正式练习和情绪在一起，我们可以增强我们容忍痛苦情绪的能力。下面是一个可以帮助我们做到这些的练习。

欣然接受在治疗中产生的情绪

- 先舒服地坐下，背挺直呈现一个体面的姿势，脊柱要放松下来不要僵硬，眼睛要么轻轻睁开，要么闭上。
- 只是注意呼吸的感觉，在哪里你感觉它们最强烈？可能是鼻尖或腹部的升起和落下。
- 如果你的内心游离，没有问题。温和而友善地把你的注意带回到呼吸上。
- 在注意呼吸几分钟后，回想在治疗会谈中你感到强烈情绪升起的时刻，可能是一些悲伤、愤怒或恐惧。
- 看看你现在是否可以感受到那种情绪，注意它在身体上的感觉。
- 接下来看看你是否可以增强这个情绪，要么通过更加集中注意于它第一次出现时的治疗会谈，要么通过产生另一个可以强化它的想法或记忆。
- 现在时时刻刻和这个情绪体验在一起。注意你的喉咙、眼睛、胸部、腹部或任何地方升起的感觉。注意伴随着这个感觉的想法或想象。尽力和这个体验在一起片刻。

●在注意身体内的情绪之后，把你的注意再次带到呼吸的感觉上。安静地再坐几分钟，然后睁开眼睛，回归到你一天的生活。

　　禅宗的传统文化用一个比喻来描述这些练习是怎样改变心灵的：如果我把一汤匙盐溶解在一杯水中并尝试去喝，水将会特别咸，我可能没办法喝下去；但是如果我把同样一汤匙盐溶解在一个清澈干净的池塘中，则喝一口没有任何困难。正念练习逐渐将心灵改变为这样一个清澈的池塘，无论发生什么都可以接纳。

　　禅宗的传统文化有一个令人不安又感动的故事，说明正念的力量可以强化我们的心灵，培养平静。这个版本改编自 R. D. Siegel（2010）：

　　　　在古日本，一个残忍的杀戮成性的将军带着他的军队进入城镇。他们强奸妇女、杀死儿童、烧毁房子和毁坏庄稼。当那个将军抓住了人们崇敬的禅师后，为了完全征服人们，他准备把禅师也杀了。

　　　　将军策马奔上位于城镇边缘的山，来到禅寺大殿。一位老人在垫子上打坐。将军让他的马紧挨着他并把他那血淋淋的剑放在老人的头上。那个老人抬头看着他。"你难道没有意识到，我可以用这把剑捅死你，眼睛都不眨一下？"将军说。"难道你没有意识到，我可以被那只剑捅死眼睛都不眨一下？"禅师说。这时将军变得不知所措，于是鞠躬然后离开了。

　　现在这并不是作为一个军事调停的方法。但它显示出正念练习可以培养出的勇气和灵活性。哪怕拥有一点点这种勇气都有助于我们更充分地和来访者的体验在一起，无论它是多么令人难以忍受。

获得出路

　　另一种方式——瞥见无我或无自我——可以帮助治疗师放下过度的自恋，可以支持治疗联盟。我们曾经询问一些经验丰富的治疗师："作为临床医生，是什么妨碍你智慧地行动？"一位特别智慧的治疗师简洁地回答："是我自己！"

　　确实，大多数从业者的错误包含自身的自恋问题，这削弱了治疗联盟——我们期望在某种程度上被来访者和同伴看见。当我们忘记上周会谈发生了什么，对特定的疗法或障碍知道得不像我们认为的那么多，混淆了冥想者的名字，或在治疗中分心，人类普遍具有的对他人认同的渴望（Gilbert, 2009a）可能使我们假装知道。如果我们较少担心对于自己和他人来说我们看起来怎样，我们将会自由地回应，应对失误时也会更巧妙、更成熟。具有讽刺意味的是，越少关注看起来是否有能力，我们实际上更有能力。

　　这里有一个小练习，可以帮助我们认识到过度的自恋可能妨碍我们的治疗联盟。

不要为我担心

- 先舒服地坐下，背挺直呈现一个有尊严的姿势，你的后背要放松不要僵硬，眼睛要么轻轻睁开，要么闭上。
- 只是注意呼吸的感觉，在哪里你感觉它们最强烈。
- 如果你的内心游离，没有问题。温和友善地把你的注意力带回到呼吸上，继续注意呼吸几分钟。
- 现在想象一下，如果你不用担心养家糊口、被来访者或同伴喜欢，那你一天的工作会是什么样的表现。你可能如何着装？你在行为上会有什么不同？反思上几次会谈，并猜想他们可能有怎样的发展。
- 在反思完这些会谈后，再次把注意力拉回到呼吸的感觉上。安静地再坐几分钟，然后睁开眼睛。当你回到一天的生活中，继续注意你的担忧怎样影响你在自己和他人面前的表现。

和我们的人格阴影交朋友

正念练习可以使我们的治疗联盟更有活力的另一种方式是通过说明我们如何构建我们的身份。荣格指出，我们往往认同我们的特征作为"我"，且认为其他的特征肯定不是"我"。我们个人是由我们认为是"我"的一些特征构成的，然而那些我们认为"不是我"的群集会不知不觉地进入荣格（1938）所说的阴影。因此，如果我自认为是一个聪明、富有同情心、慷慨的人，那我会很难注意到我的愚蠢、无情、自私的阴影。用这种方式把我们的特征分为"我"和"不是我"，会干扰我们形成治疗联盟的能力。无论何时，在治疗中发生的事情照亮了我们的阴影（比如我们的自我偏见、困惑、粗心或无知），我们会倾向于变得防御。无论什么时候来访者看起来像是在分享我们否认的特质，我们自己拒绝的方面也使我们对他们消极反应。

当我们看到没有独立的永恒的自我，而只是不断变化的时光流，我们变得不再急于寻找经验来强化自己的一个具体的观点。我们意识到正念不是一条走向完美的道路，而是走向互为联系的统一整体的道路（Brach, 2003）。当我们看到自己的心灵通过认同一些东西、排斥另一些来构建一个"自我"时，我们可以更好地容纳我们所有的体验。这可以帮助我们对来访者的回应少一些判断、多一些灵活。

一个简单的练习可以帮助我们更多地意识到我们的职业角色的构成要素和阴影。

寻找我们的职业阴影

● 首先，列出作为治疗师你所欣赏的特质或优点的清单——你喜欢的关于你自己的且感觉有助于你的工作效率的事情。

　　1.

　　2.

　　3.

　　4.

　　5.

● 现在看上面所列的每一个条目，并在下面对应的数字行描述其相反面：

　　1.

　　2.

　　3.

　　4.

　　5.

● 想象一个具有以上这些负面特质的人。这是你职业阴影的一个粗略描绘。

　　另一个探索我们的职业阴影的有趣方式是，反思无论是最近还是遥远的过去，你在生活中所做的不想来访者看到的事情。为什么不想让他们看到？

　　正念练习通过增加觉察和接纳，促进我们的阴影的整合。当我们练习时刻对我们的内心保持觉察时，我们会变得更加清醒并接纳所有的一切，包括我们不喜欢的那些。自我判断仅仅是另一个在意识中产生又消失的想法。以这种方式，我们能在某种程度上接纳自己的不完美，而来访者也能觉察到我们的真正的信任和接纳。

无知

　　有一个近乎普遍的、我们很少对来访者承认的秘密：大多数时间我们不知道自己正在做什么。在受训的早期我们可能曾经知道。我们可能修读呈现某种治疗模型的课程，和相信那个模型的督导见面，并相应地描述来访者的困难。但是一旦我们有了更多的经验，我们会发现自己不像认为的知道得那么多（研究表明，随着临床医生专业经验的增加，他们的方向通常更为灵活）（Auerbach & Johnson, 1977; Schacht, 1991）。

比方说，一个病人有抑郁症，这种抑郁可能是一种转向自我的愤怒，或许是因为他不能对他的养育者表达攻击（弗洛伊德在 1917 年的看法）？或许是建立在不断重复的失望的基础上的习得性无助（塞利格曼在 1975 年的看法）？或许它是一个生态心理学的问题：这个来访者被社区、家庭疏远，工作生活在工业化国家的城市？或者是这个来访者正处于五 - 羟色胺不平衡的状态，那么选择性血清素再摄取抑制剂的抗抑郁药可以解决这个问题吗？

知道我们所不知的有助于建立治疗联盟。没有这种知识，我们就像是希腊神话中的人物 Procrustes（希腊神话中的强盗）。他居住在主干道附近的一座城堡里，并经常邀请旅行的人到城堡过夜。在他的城堡有一张大铁床。如果这个旅行的人躺下比床长，没有问题——他会砍掉他的双脚；如果旅行的人太矮，他会拉伸其身体以适合床的大小。

当我们依附于关于来访者问题的某个理论或假设，我们的大脑就会这样做——倾向于忽视或修正不符合这个理论的任何信息，并重点强调那些支持该理论的信息。用皮亚杰（1952）的话说就是，我们容易将信息同化进我们已经存在的图式，但是难以顺应我们的认知模式以接受新数据。

在我们寻求有帮助的解释时，很容易接受对来访者的问题过于简单化的、还原论的理解。"因为他过于自恋的妈妈"，"这是对童年被忽视的反应"，以及其他数不尽的结论，使我们感觉作为一个治疗师更安全，然而忽视了来访者的复杂性。

正念训练可以帮助我们避免落入这个陷阱。通过练习在会谈中的开放监控，我们可以看到我们的想法和解释升起又消失，所以可以学习更轻柔地握住它们。以这种方式着陆最初是非常令人恐惧的。这种感觉有点像没带降落伞跳出飞机——一个可怕的体验——直到我们意识到没有地面（Fulton，2013）。我们其实不是啪的一声落下去，而只是对接下来的体验、想法或理解保持开放。这个方式的正念练习让我们培养禅师 Shunryu Suzuki（1973）所说的初学者之心——放下先前的概念并用新鲜的眼光看事情的能力。正如他所说，"初学者之心有很多种可能性，但是在有经验的人那里可能性很少"（p.21）。

在心理治疗会谈中，你可以尝试这个初学者之心的练习。

初学者之心

- 在治疗会谈前，思考一下你持有的关于来访者的问题属性的假设：什么导致了他的痛苦？什么可能是穿越这个痛苦的途径？
- 在会谈开始时坐在你的座位上。觉察身体、呼吸和你的来访者正在呈现的体验。
- 当来访者说话时，注意什么样的想法在你的头脑中升起。注意每一次来访者做或说的事情符合你的假设时，你的内心是什么样的反应。
- 注意每一次来访者做或说的事情不符合你对他的假设时，你的内心是什么样的反应。
- 随着会谈的展开，觉察你对知道什么正在发生和你应该做什么的依赖，有意地试着对当下时刻的不确定性保持开放。
- 在会谈结束后，用一些时间反思你对于来访者的问题的观点是否已经改变。

我为什么要说话？

正如我们意识到的，作为治疗师我们经常不知道自己在做什么，我们也意识到可能因此要有技巧地练习节制。学习和不适的感觉在一起的成果之一就是在冲动和行为之间打开了一个裂缝。在正念练习中，通过与身体和情绪的不适的感觉在一起，我们认识到自己可以感受到冲动的升起，并可以选择是否对此采取行动。在正念练习更高级的阶段，我们开始觉察到行为之前的顺序：一个感觉升起，立即相伴的是感觉基调（喜欢它，不喜欢它），紧随的是意图（想要继续，想要结束）然后是行为（做某些可以维持愉快的或结束不愉快的体验的事情）。

在治疗中，通常序列最后的行为是讲话。生气勃勃的自发性是治疗师的宝贵品质，可以使治疗联盟更有活力，但冲动和强迫会碍事。许多失败的共情是由于我们先行动后思考。正如古老的心理分析格言所说："正确的诠释在错误的时间是一个错误的诠释。"

如果我们注意冲动转化为行为的顺序，就可能发现，有时我们的交谈推进了治疗计划，但是在其他时间，我们说话实际上是为了让我们感觉自己做了一个重大的贡献或打破令我们感到不舒服的沉默，甚至是追求讲一个好故事的快感。

对谈话做出比较明智的决定的一个简单方法是，用首字母缩略词 W. A. I. T. 经常提醒自己：我为什么要说话？（Why Am I Talking?）反省这个简单的问题将会让我们明白在那个时刻我们的感觉是什么、我们说话的动机是什么。对这个问题保持觉察可以帮助治疗走上轨道，并由此强化我们的治疗联盟。

关系的正念

正念练习可以帮我们识别较混乱的人际关系中复杂的细微差别——包括治疗关系。第二章提出正念有助于人际间的协调。因为许多练习是单个进行的，这个关系的进程常常始于人际协调能力的培养（Bruce, Manber, Shapiro, & Constantino, 2010）。随着我们练习注意不断变化的内在体验，我们变得更能觉察到我们心灵和身体展现的想法、情绪、感觉和反应。这个敏锐的觉察力是人际协调能力的基础，它看起来是依赖镜像神经元系统（Carr, Iacaboni, Dubeau, Mazziotta, & Lenzi, 2003; Iacoboni, 2009）去感受他人的心理状态。我们需要个人内在的协调去感受这个系统的行为。正如罗杰斯（1961）的著名的说法，共情是"像感受你自己的个人世界一样，来感受来访者的个人世界，但是不要丢掉'像'的特质"（p.284）。罗杰斯的定义包含我们一直在讨论的正念练习的其他的作用——保持洞察力、忍受不适和不完全认同我们的情绪的能力。

三个觉察对象

Janet Surrey（2005）曾建议治疗师把每一次会谈当做正念练习，旨在增强人际协调能力。它包括正念观照三个觉察对象：（1）"我"的感觉、想法和情绪；（2）来访者的话语、身体语言和情绪体验；（3）关系流，我们感觉到的联结或疏远的感觉。最后一个觉察对象是最难以捉摸的，但是通过培养有意地觉察，当我们和来访者有联结的时候，我们可以变得更加善于感知。

三个觉察对象

● 在会谈开始时坐在你的座位上。觉察你的身体、呼吸和情绪状态。注意现在有什么样的想法和情绪。

● 现在把你的注意力带到来访者的话语、身体语言和面部表情上。你是否可以在你的身体上感受到他的体验。

● 接下来觉察你感到的联结或断开的感觉。在这个时刻你感到和来访者亲密吗？来访者看起来感受到和你的联结了吗？

● 随着会谈的展开，继续把你的注意力带到这三个觉察对象上，时刻注意它们每次是怎么改变的。

● 当会谈接近尾声时，考虑你的下一个会谈，注意你和来访者联结或断开的感觉。

在太空服中生活

我们都有过心痛的感觉。爱他人就会涉及无数的伤害。从生命早期我们的照料者的漫不经心，到在操场上感到无人理睬或被男友或女友拒绝。自然地，我们建立各种各样的防御来防止我们的心再次受伤。我们可能具体化他人，给他们贴标签和分类，以避免完全感受我们共同的人性。我们可能把更脆弱的感觉留给自己，小心地不让别人知道他们对我们有多么重要；或只是把我们的注意力从他人身上转移，卷入更安全的追求。

所有的这些策略把我们和他人隔离。具有讽刺意味的是，尽管我们认为它们会确保我们安全，但最终留给我们的是更加脆弱。因为当不幸降临时，我们在痛苦中独自挣扎面对，没有爱的联结的安慰。

佛教在来到西藏之前，有一个传奇中失落的天堂被称为香巴拉（Shambhala）。在这个王国，最高的成就是成为一个香巴拉战士（Trungpa, 1988）——不是传统意义上的战士——他们没有剑或长矛；相反，他们是心理战士。据说他们非常有勇气，对所有的感觉都完全细腻敏锐地感受。

如第一章所述，正念练习既可以被防御性地使用，以强化我们的隔离状态，也可以减少这种状态。做这个练习是为了帮助我们成为香巴拉战士。正如我们一直在讨论的，正念实践通过教导我们可以和痛苦的体验在一起以及展示情绪的客观本质，形成对情绪的忍受力。如果我们通过这个练习从容地进入关系，带着任何情绪升起都接受的动机，这将有助于我们和他人建立联结。

接下来的练习需要一个愿意合作的伙伴，理想的情况是这个伙伴有一些正念练习经验。它令人感到有点紧张，但是可以给我们的关系增添活力，帮助我们欣赏我们共同的人性，并带来彼此的连接（大约 30 分钟；改编自 R. D. Siegel, 2010）。

共同呼吸

- 开始时，请面对面坐着，后背挺直。闭上眼睛，把你的注意带到呼吸时腹部的感觉上。注意每次吸气时腹部升起，呼气时腹部落下。无论何时当你发现你的注意游离时，温和地回到呼吸的感觉上。面对着他人做这个练习时，你可能注意到会有一些焦虑或忧惧的感觉。允许这些感觉自由来去，把你的注意带到呼吸上。继续练习 10 ～ 15 分钟。

- 一旦你已经培养出一些专注力，请慢慢地睁开眼睛。让凝视的目光放在彼此的腹部。在继续注意自己体内升起和落下的感觉时，关注同伴的呼吸。或许你们的呼吸开始同步；或许没有。无论怎样，继续尽力觉察你和你的同伴的呼吸，持续 5 分钟。

- 接下来的阶段可能让人感觉相当紧张，因此可以任意地调节你的视线直到感觉舒适。请将目光向上转移静静地注视同伴的眼睛。尽力不要有意地沟通任何事情——仅仅是沉浸在和他在一起的感觉中。

- 把对自己呼吸的注意当作背景，集中大部分的注意关注同伴的眼睛。如果刚开始感觉很不舒服，你可以将目光重新移向对方的腹部，或甚至闭上你的眼睛。你可以在腹部和眼睛之间自由转换以适应这个体验的强度。

- 如果你已经注视同伴的眼睛几分钟，开始想象当他是小孩子的时候是什么样子。想象他有父母，且和其他的孩子一样成长。想象他怎样度过和你同样的阶段——离开父母去学校，成为青少年，最终离开了家。觉察你的同伴已经经历成千上万次的喜悦和悲痛、恐惧和愤怒、渴望和满足——就像你一样。慢慢穿越一个又一个的生命阶段。

- 现在开始想象当你的同伴老了，他看起来会怎样。就像你一样，你的同伴也将面临生命循环的下一个阶段。他可能不得不面对疾病和衰老。想象着对他来说那些意味着什么——好的和不好的两方面都要去想象。

- 最后，觉察到，就像你一样，某一天你的同伴会死去。他的身体构成分子将重新循环进入大地或空气，并转化为其他物质。

- 如果你已经想象过你同伴的所有生命阶段，再次将你的注意力带回到他现在的样子。然后把你凝视的目光放在同伴的腹部，再次共同呼吸几分钟。

● 闭上眼睛继续正念呼吸几分钟后结束这个练习。注意伴随着每一个练习阶段的不同感觉。

● 最后，睁开眼睛，用一些时间和你的同伴讨论在一起练习的体验。

这个和在第六章呈现的其他几个练习，可以帮助我们培养对自己和来访者的慈悲心。这个慈悲心是真正地欣赏我们共同的人性的基础。实际上生活对所有的人都是不易的，疾病、衰老、数不清的失望和死亡是每一个人的现实生活的一部分。来访者能够感到何时我们不把他们当做"他人"，而是认可他们是我们生命旅途的伙伴。这种认可的感觉具有疗愈的效果，因为它让来访者感觉自己是人类大家庭的一部分，这对大多数心理痛苦的孤独隔离状态是一个很有效的解药。

过渡到以正念为基础的治疗

接下来的一章将介绍我们可以用来深化自己的正念实践以及教给来访者的练习。临床医生常常担心导入这些练习可能破坏治疗联盟——尤其是如果直到现在还从未导入结构性练习进入治疗的临床医生。遵循一些准则能够减少这种可能性。

正如在第一章中所讨论的，牢记来访者的文化背景和身份认同是重要的。一些来访者可能是被研究数据所鼓舞，如果在纯粹非宗教的框架下呈现，他们可能比较容易尝试这个练习；然而对于其他的人来说，从宗教和精神的角度引入正念练习可能是更容易且更有意义的。明确地询问来访者的文化背景和宗教或哲学信仰，可以帮助你决定采取哪个方法。

一旦决定导入一个特定的练习，最好把它作为一个试验呈现，暗示在同样的情况下许多人发现它是有帮助的。在鼓励积极的期望和激励来访者练习之间，我们已经走出了一条不错的道路，与之相对的是如果练习效果不像期望的那样，会有令他失望的风险。如果治疗关系比较稳固，分享你个人的练习体验以及从调查研究中收集到的信息是有帮助的。一些来访者能通过描述练习可以达到的预期的神经生物学影响而受到激励，尤其是期待的效果不会立即呈现时。

如果你已经和一位来访者开始治疗一段时间且之前从未导入练习，一些解释通常是有用的。你可以提供对自己练习的真实描述，或讨论来访者现在的困难或接下来的情形，以及为什么正念练习可能适合他的需要。只要治疗师对改变感觉舒服并为此提供合理的解释，大多数来访者对适应改变几乎不存在困难。

在治疗会谈早期最好导入大多数的练习，以便可以检查它们的效果，当需要时及时做出调整，且有时间帮助来访者整合这些练习。练习大约 5 分钟后，你可能建议："现在和……待在一起（呼吸或其他的觉察对象），并向我报告你的状态。你正在注意什么？"大部分的来访者不会被明显打断且能够给出反馈。听到如下这些是非常有帮助的，比如："我不理解它，但是我有一个持续的令人毛骨悚然的想象，那是当我是一个小女孩的时候，我的父亲站在我卧室门的旁边"或"这个不起作用——我不可以使我的想法停下"或"我非常不舒服——我感觉不能呼吸"。接到这些反馈会让你调整或可能温和地重申指导语，以使来访者更容易地练习。

在练习过程中，在几个地方得出这种反馈并在练习后讨论，通常是有帮助的。我们通常鼓励治疗师和来访者一同投入练习，即使治疗师需要持续地给出指导语。

如果在调整练习指导语之后，来访者对某一个特定的练习依然感觉不舒服，那么最好把它放在一边。这可以用一个标准的方式解释，不同的人对不同的练习反应不同，你或许可以尝试另一种方法。

另一方面，如果来访者看起来非常投入这个练习，布置额外的练习作为家庭作业或许是有帮助的。以全书的文稿为基础，用你自己的声音录制正念练习的指导语并给来访者使用，可以巩固治疗联盟，促进来访者的正念练习。随后，在第八章，我们将探讨怎样对那些特别不愿尝试正念练习的人引入正念练习。然后，在第九章，我们将说明在整个治疗过程中怎样引入各种各样的练习和排列顺序。满足特定人群需要的其他的各种各样的正念练习，和关于何时运用哪种练习的进一步提示，也可以在附录中找到。

　　但是首先，让我们更仔细地看一看构成正念的核心技能，以及我们和来访者可以使用的培养它们的各种练习。

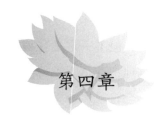

第四章

专注练习：专注的心

洞察性冥想不是从生活中逃避……而是为真正地生活做准备。

——Thich Nhat Hanh（in Murphy, 2002, p.84）

专注或集中注意是洞察性冥想（正念）的基础，是练习的基石。Jon Kabat-Zinn（1994）称其为正念的"奠基石"。其他的正念练习，比如开放练习、慈心禅以及悲心禅都依赖这个技能，无论何时注意力不集中或被情绪淹没时，我们都可以回到这个锚点。

什么是专注力？简单地说，它是学习在当下时刻让我们的内心稳定和平静的方法。它不是深奥的技巧，而是在我们的日常生活中经常使用的。几乎在所有的事情上我们都要使用专注力，无论是打棒球、驾驶一辆车、学习一门乐器，还是练瑜伽。

然而，因为同时做如此多的事情，我们经常感到压力、心烦意乱。当我们做饭和查看有自杀倾向的来访者给我们的手机信息的时候，我们似乎听到了一些孩子告诉我们的关于他们生活的事情。永不停止的日常生活的需求，经常使得我们的注意力不集中，让我们筋疲力尽。专注帮助我们恢复精力，获得重生。不是继续很多的工作、在我们的待办事项列表上增加越来越多的事情，而是帮助我们慢下来和获得休息。

专注可以通过注意声音、身体、呼吸以及其他一些正念练习形式来培养。练习是简单的，但不一定是容易的。它指的是每次内心的游离，不评判或不批判地把注意力重新带回到觉察对象上。这就像训练一只小狗。我们不会打或严厉责备这只小狗。当内心游离的时候，我们意识到对自己不要太苛刻。这只是心的本性，不要认为自己是"愚蠢的"或是"一个不好的禅修者"。即使我们的内心已经游离了成千上万次，再次开始也是可以的。正如正念冥想导师 Jack Kornfield（1993）所说，"在学习专注时，我们感觉自己好像总是重新开始，总是丢失我们的关注点"（p.62）。在这个过程中我们学习和自己交朋友。Kornfield 补充说："一定要记住，在训练小狗时我们想和它成为朋友。同样的，在练习时我们要把自己的心灵和身体当做'朋友'。"

尽管这个练习可能看起来很简单，但它具有深远的影响。我们学习放下有关过去的沉思，不再沉湎于我们的错误或后悔，不再轻易地在对未来的幻想和梦想中消磨时光。我们回到当下正在发生的事情——周围的声音，坐着的感觉，呼吸的感觉。就像大多数值得付出的努力一样，这需要练习。

在专注练习中我们不会企图压抑想法或感受，因为这只会加强它们的控制力。相反，我们觉察什么吸引了我们的注意并温和地再次回到专注的对象，没有任何自我厌恶或评判。事实上，意识到内心已经游离的时刻是非常宝贵的。正如 Sharon Salzberg（1997）所说，"不是成为一个障碍而是再次开始的机会，正是正念的'本质'"。

> 我们可能迷失在过去、迷失在未来或迷失在评判中，但是一旦我们意识到我们已经分心，就在那个时刻再次开始……当我们以这种方式练习——无论多么过分的、困难的、诱人的或愚蠢的想法产生，我们都可以再次开始——

对我们自己的深切依赖初步形成。(p.29)

专注练习也可逐渐增强情绪的适应性。正念冥想老师 Christina Feldman（1998）指出，通过专注力的培养，心灵变得"不再脆弱和易走极端。它变得稳定和平衡——能够接纳生活中出现的各种各样的经验和感受，不再感到不知所措或难以负荷"（p.23）。

注意身体姿势

冥想可以在坐着、站立、行走及躺下时进行。当坐下时，不需要在垫子上尽力盘腿。在椅子上舒服地坐下，后背挺直，双脚接触地面。双手可以放在大腿上或身体两侧。身体应当是警觉而放松的，而不是紧张或僵硬的，也不是瘫软或没精打采的。眼睛可以轻轻地睁开，轻柔地注视地板上不远的地方；或轻轻地闭上。那些刚刚开始练习的来访者，尤其是有焦虑情绪或有创伤史的来访者，最好睁开眼睛。

我们中的许多人有两个主要的存在模式：紧张的、以目标为导向的行动或不专心的、经常是昏昏欲睡的放松。冥想培养的第三种模式是——同时保持警觉、清醒和放松的状态。当练习坐禅时，呈现一个警觉、有尊严的身体姿势可以巩固这个模式。正念导师因此经常建议以体现一个人必不可少的尊严的方式坐下，大多数人通过直觉理解了这个建议并认可了他。

让来访者容易接受专注练习

尽管正念课程经常以观呼吸开始，但对许多来访者，尤其是有焦虑情绪、创伤或与呼吸有关的疾病的那些人，观呼吸不是开始的最好方法。对于这些来访者和那些可能持怀疑态度的人，听声音的练习通常是更安全和可取的。

听禅

- 开始时舒服地坐下来，眼睛要么微微地睁开，要么轻轻地闭上。

- 只听你周围的声音。注意交通车辆的声音、风声、雨声、鸟鸣或空调发出的声音。

- 不需要命名声音，紧紧抓住或握住它们，或把它们推开。只是让你自己听声音本来的样子。

- 想象你的身体是一个大耳朵，或者如果你喜欢，想象你的身体是一个圆盘式卫星电视天线，接收 360 度的声音——上、下、前、后——所有围绕你的声音。用全身心去听。

- 注意每个声音的开始、停留和消失。

- 如果你的内心游离，没有关系，把它重新带回当下。

- 让你自己停留在此刻的声音中，知道这个时刻是独一无二的，且这个由这些声音构成的集群将永远不会再现。

- 深呼吸，扭动你的手指和脚趾，然后伸展你的身体，如果你的眼睛是闭上的，请睁开。尽力扩展集中的注意，进入接下来的活动中。

Sharon Salzberg 和 Joseph Goldstein（2001）指出以声音开始的益处：

"我们以听禅开始，因为它显示了正念的某些自然特质。我们不需要使声音出现或消失。我们不需要认同它们；我们也不需要操控它们。我们倾听声音不需要做任何努力。声音的对象出现，我们是临在的……我们意识到……我们和它联结"（p.32）。

临床案例：在那时只有一个声音

Margaret 前来治疗，以应对她面临的压力。她尽力在一份全职工作和抚养三个孩子间寻求平衡。她妈妈最近得了中风，除了要拼车上下班、打理房子、带着孩子们练习足球、完成工作之外，Margaret 还要应对她母亲的医疗护理。她感到不知所措，她咨询了她的初级保健医生，医生建议她尝试正念冥想。

Margaret 对正念冥想持怀疑态度，但是认为它值得一试，因为她不想服下"另一个药丸"。开始时，她注意到她内心的想法特别多，从一个责任跳到下一个。她抱怨正念看起来没什么作用，并想知道它对生活如此繁忙的人来说是否真正合适。她的治疗师如此回应，许多人会有这样的感觉，且这个练习特别像训练小狗，需要非常多的耐心和自我接纳。由于极其想要减轻压力，她尝试简短的日常练习，并最终发现，她可以回到当下时刻，"在那时只有一个声音"。在她的日程安排中很难找到时间练习，但是她设法每天预留 5 分钟时间，并在其他工作中进行非正式练习。当她奔波于她妈妈的康复和她儿子的足球游戏之间时有了比较轻松的感觉，甚至感到她的幽默感重新回来了。无论何时，她感到有压力或焦虑不安时，就做正念听声音的练习。"我感觉我已经发现了一个新的额外的房间，"她开玩笑说，"所有这些额外的空间在我的心里。"

Sharon Salzberg（1997）详细介绍了呈现给来访者的可能有帮助的听禅的各种不同的反应：

> 有许多种方法可以听到声音。我们可能听到某种噪声，开始无法专注，并感到不安，发现它是不愉悦的。如果我们认为这个声音是令人愉悦的，我们可能想要它继续再继续。如果这个声音既不是愉悦的也不是不愉悦的，我们可能只是对它"似听非听"。或者我们可以直接倾听一个声音，不作评判或概念上的阐述——只是作为一个感官对

象——整个世界在我们面前打开。(pp. 39–40)

作曲家 John Cage 是佛教禅宗的学生，因"沉默的旋律"而出名。在他最著名和最具争议的曲子《4′33″》中，表演者坐在钢琴旁不触摸琴键。观众倾听的"音乐"是房间中自然的声音（Murphy, 2002）。改编自 Cage 的实验，我们可以邀请来访者，通过建议倾听此刻正在单独为我们表演的交响乐导入倾听练习。

和身体联结

接下来的接触点练习是另一个培养专注力的极好工具。在这个正念练习中，指导来访者把注意力带到身体正在"接触"的地方——比如眼睛、嘴唇、双手、双腿和双脚。它是一个为身体觉察打基础的方法，此方法有助于内心的平静。因为注意点在身体的边缘，这对那些有创伤历史或需要建立安全感的情绪反常的人通常是一个较适合的练习。

接触点

- 开始时舒服地坐下，后背挺直，双脚接触地面，呈现一个有尊严的姿势。眼睛可以带着柔和的目光微微睁开或轻轻闭上。
- 做 3 ～ 4 次深呼吸让身心安定下来，并回到当下时刻。
- 觉察你的身体正在"接触"的地方——眼睛的接触、嘴唇的接触、双手的接触、臀部的接触、膝盖后面与椅子的接触以及双脚与地面的接触。
- 找到一个舒服的节奏，重复这个顺序——注意眼睛的接触、嘴唇的接触、双手的接触、臀部的接触、膝盖的接触以及双脚的接触。如果有助于你集中注意，静静地觉察这些接触点。
- 如果你走神，没有关系，不要指责自己——只是再次开始。
- 当你准备好了，深呼吸，伸展身体，扭动手指和脚趾，旋转你的手腕和脚踝；如果眼睛是闭上的，请睁开。尽力扩展集中的注意进入你接下来的活动中。

临床案例：不再愤怒

　　Richard 来寻求治疗以处理愤怒的情绪。他发现自己在工作中对同事、在家对妻子以及幼小的孩子发脾气。他担心可能失去工作甚至伤害他人，家人坚持让他寻求帮助。一点也不奇怪，Richard 不乐意听从这个建议。他是和对其进行身体暴力和语言虐待的父亲一起长大的，实际上，因愤怒问题而接受治疗让他丢脸，他不想让他的孩子、家人或同事经历类似的恐怖体验。

　　在 Richard 愿意尝试正念之前，他需要许多支持。他的治疗师和他解释这是正常的，因为他的童年经历了狂怒，因此他很难抑制自己不采用这种方式表达。当他感到被理解并不再将愤怒归于病态时，在治疗中他第一次愿意尝试接触点练习，然后在工作和家中练习。偶尔，当有同事犯错，他不再狂风暴雨般地愤怒，而是学会了暂停，并把注意焦点带到接触点。有时，他不得不一次又一次重复这个顺序，这为他的注意提供了一个锚点，这有助于容纳他的愤怒。在家里，吃饭时他开始练习，这曾经是他情绪最反复无常的地方。如果他的孩子洒了东西或顶嘴，Richard 就将注意回到他的身体，和他的双脚接触地面的感觉在一起，以使自己不会勃然大怒。这并不总是起作用，且他继续挣扎在对于自己的愤怒产生的羞辱感中，但是当他可以控制自己时，他充满感激。

　　这个练习有很多临床应用。把注意力放在双脚和地面接触的感觉，可以帮助反复无常的、有精神障碍的年轻人控制他的攻击行为（Singh, Wahler, Adkins, & Myers, 2003），它也经常用于愤怒管理项目。这对那些无法安静地坐下或集中注意的儿童也是一个有用的技术。

　　这个练习的改编形式是对双手的觉察，比如洗手（Pollak, 2013, 一个临床应用）。是由 Tara Brach（2003, 2011）、Williams、Teasdale、Segal, 和 Kabat-Zinn（2007）教授的。它是我们发现的对焦虑和强迫障碍特别有效的专注技术。

尽管这个练习通常以坐姿进行，但也可以躺下来进行，这样有助于治疗失眠。

临床案例：向失眠投降

睡眠时间对 Juanita 是可怕的。她在一个压力巨大的高科技公司工作，公司刚刚进行了大量的裁员。她感觉自己在做两个或三个人的工作。她刚刚离婚，自从她的孩子离开家去上大学，她一直感到"空巢"带来的孤独。当她在凌晨两三点醒来，她开始苦思冥想有关她婚姻消亡的事情，并开始担心她的余生将会孤独终老。这使她对于衰老和独自面对疾病及死亡的焦虑螺旋上升。大多数早晨，她醒来时感觉筋疲力尽，并常常感到生活的前景是如此的黯淡无光，以致她在工作上的表现也受到了影响。

她渴望得到帮助以消除失眠，不能入睡时，Juanita 尝试了接触点练习的一个改编形式。她注意她的双手的接触、她的肩膀的接触、她的嘴唇的接触、她的双腿的接触和她的双脚的接触。当她练习时，她觉察到自己对于入睡的绝望的感觉。然而，通过反复练习，她学会放下压力，停止与失眠斗争。这个练习使她平静和稳定下来，她学会和当下时刻的感觉在一起，不再深陷于虚幻的未来或过去错误的极度痛苦中。

尽管她不总是再次安然入睡，但她感觉休息得更好了。继续练习正念后，她很少再陷入思维反刍的循环。在坚持两个月每日练习之后，她常常很快就入睡，在夜里也不像之前那样，她仍旧感到沮丧，并担心第二天会筋疲力尽，但是她利用这个额外的醒来时间进行更长时间的冥想。她和她的消极想法的关系开始发生改变，她可以越来越多地注意到这些想法，放下它们，然后再次回到接触点。

正如 Joseph Goldstein（1993）所说，当我们培养专注时，什么正在我们头脑中发生没有我们如何对它反应重要："问题的关键是，我们与正在产生的情绪怎样相处？我们通过考虑或分析它们与这些情绪相处吗？或我们只是通过感受和观察与它们相处？"（p.100）。不再因失眠而产生烦乱和担心，不对第二天的表现感到焦虑，Juanita 学会了与她的感受在一起。她的目标不再是摆脱恐惧和焦虑，而是学习更多巧妙的方法和它在一起。

与呼吸一同工作

将注意集中在呼吸上的练习是专注练习的核心。呼吸通常是一个便于使用的觉察对象。这个练习已经成功使用了 2500 多年，且简便易操作、与宗教宗派无关——运用它不需要某一特定的信仰体系。

对那些相对整合较好的来访者，将注意集中在呼吸上是一个极好的练习。对那些分裂的、有创伤历史的或与强烈的焦虑斗争的来访者，通常采用听禅、接触点或行禅练习比较好。在呼吸练习中我们注意自然的呼吸而不是强迫或操纵它。我们学习融入呼吸并觉察当下。我们放下评判，让呼吸成为它本来的样子——不断地移动和持续地变化。像所有的正念练习一样，观呼吸需要一次又一次地重新开始。当我们被淹没的时候，迷失在过去，被想法、愤怒或后悔捕获，我们总是可以再次和呼吸联结。冥想老师 Larry Rosenberg（2004）说，如果你"在 5 分钟的坐禅时间不得不回来一千次，去做就好了。没有问题，除非你把它变成问题"（p.34）。大部分的人都惊讶地发现他们的头脑多么难以控制，这有助于进一步强调我们的注意力被想法和情绪劫持是正常的，这点对于初学者和有经验的禅修者来说是相似的。

发现呼吸

- 开始时舒服地坐下，后背挺直，你的背部是放松的而不是僵硬的，呈现出一个有尊严的姿势，眼睛要么微微睁开，要么轻轻闭上。
- 发现你的呼吸。我们经常如此繁忙，以致不能够意识到我们正在呼吸。只是去觉察你的呼吸。

- 看看在哪里你感觉你的呼吸最强烈，可能是鼻孔、胸腔或腹部。让自己去感受每一次吸气和呼气的感觉。
- 如果你的内心游离，没有问题，允许自己重新开始。
- 温和、友善地把自己带回。让呼吸成为你的锚点、你的朋友。停留在你的呼吸里。
- 不要急于求成；慢慢来。我们都有能力完全地感受呼吸。
- 当你已经准备好时，伸展你的身体，动动手指和脚趾，如果你的眼睛是闭上的，请睁开。尽力扩展集中的注意进入你接下来的活动中。

临床案例：再次开始

Bonnie 是一个 20 多岁的女人，在经济萧条的大背景下失去了工作。她变得抑郁，认为自己是个失败者。她的父母唠叨着催她找工作，这使得事情更糟糕。她对就业前景失去信心，用越来越多的时间玩电脑游戏。

Bonnie 不想进行药物治疗，但是愿意尝试一下正念。她总体上能力较强且整合良好。开始练习时，她发现允许自己重新开始是一个巨大的安慰，这是在她的教养中某种早已缺失的东西。她开始意识到失去工作不是道德沦丧，她的失业并不能说明她的本质，且她也不可能永远失业。当她放松并注意到她的呼吸不是静态的，而是持续不断地变化和移动时，她对生活中其他改变的恐惧变少了。她学会拥抱改变而不是退缩到电脑游戏中。呼吸成为了隐喻和动机。通过在正念练习中学习"重新开始"，她意识到在生活中再次开始也是可以的。当她注意到因为责备，她自己正在制造痛苦，正在促成一个更糟糕的情况。不评判、不指责或不批判地反省"重新开始"意味着什么，她和她的父母摒弃的"不切合实际的"职业理想再次联结，允许自己冒险和尝试新的东西。

Bonnie 的父亲一辈子只有一份工作，因此她没有再次开始的榜样。不仅现在这样的工作是罕见的，而且她确实不想要一份干一辈子的工作。她想探索和尝试新东西，重新开始允许人们打破习惯的行为模式。正如

Sharon Salzberg（2011）所说：

> 你意识到你已经分心的时刻是有魔力的时刻。是真的不同的机会，尝试一个新的反应而不是告诉自己，你是弱小的或不守规则的，或在挫折中放弃。只是放下和重新开始。不要责备自己，你应该感谢自己意识到已经分心，并重新回到你的呼吸上。（p.49）

有时，内心充满了焦虑，难以对呼吸保持觉察，寻找更多的一些关注点是有帮助的。正念冥想老师建议静静地注意吸气时的"升起"和呼气时的"落下"，或注意当呼吸进入和离开身体时的"入"和"出"。许多人也发现，数息是一个有助于专注的方法。分别用"1"和"2"标注吸气和呼气也是一个极好的练习方法，就像正在进行一个游戏，数呼吸到10，无论何时丢掉了呼吸，重新开始。放心尝试。正如泰国的禅师 Ajahn Chah 所说，"是保持简单并停留在当下时刻"（Rosenberg, 2004, p.26）。

临床案例：通过数字做练习

John 是一个中年男人，他是一名会计。他来治疗社交焦虑。在当地的基督教青年会他曾试图参加正念课程，但是发现它"无聊"并难以集中注意。尽管他感觉在正念领域他是一个"失败者"，但是在读到正念冥想可以改变大脑的资料之后，他想给正念另一个机会。他尝试了几种不同的方法，并发现默默数数是一个不错的选择——他生活在数字的世界里，整合它们进入他的练习让他感觉舒服。

John 开始尝试更多地把正念带入自己的生活。在焦虑情境中，比如在工作会议中或约会期间他觉察自己的呼吸。和呼吸在一起，觉察每一次呼吸，他发现他可以忍受焦虑带来的不适，知道焦虑终会消失，且他总是可以在下次呼吸时重新开始。他学会停留在当下，较少集中注意在接下来他需要说什么或做什么，这使他更容易倾听他人。这些反过来改进了他的工作和社会关系。

　　许多人担心自己不可以正念，他们正在做的是"错误的"。对来访者指出他们已经做得很好是有帮助的，只是呼吸就可以了，且在这个练习中没有方法是失败的——即使坐下来2分钟也是有益的。

　　许多来访者发现，当他们和呼吸接触时，他们觉察到自己一直就有的别的情绪。下面的练习由Sharon Salzberg（2011）教授，与其他的呼吸练习相比较少专注于内在，因此，它可以作为接触点练习和传统的观呼吸练习的桥梁，且可以有效地运用于挣扎在强烈情绪中的人，比如经历严重的创伤或悲伤的人。如果来访者愿意并能够和强烈的情绪一起工作，当关注呼吸时，这个改编练习能建立一种舒适感或被抱持的感觉。

拥抱呼吸

- 开始时，舒服地坐下来，让自己内心平静，稳稳地坐在椅子或垫子上。
- 用3～4个深呼吸开始练习。
- 把注意力放在你呼吸感觉最强烈的地方——鼻孔、胸腔或腹部，充满爱意地轻柔地拥抱每一次呼吸。
- 想象用友善和温柔触摸每一次呼吸，好像你正在握住一只鸟或其他珍贵而又易碎的东西。
- 如果产生强烈的情绪，看你是否可以把这些也轻轻地揽入怀中。不需要探究或分析它们，而是让自己觉察和触摸这些情绪，然后重新回到呼吸上。

临床案例：触摸悲伤

　　Tara是一个50多岁的单身女人，她来治疗是为了处理她的悲伤。她的母亲刚刚去世。她的母亲曾经因为慢性而又难以治愈的疾病遭受很剧烈的疼痛。Tara曾经离职去照顾母亲。然而，在母亲真正死亡的那一刻她没出现，为此，她深受内疚困扰。她希望正念可以帮助她找到内心的宁静。

当她试图觉察自己的呼吸时，她发现的是眼泪的海洋。这让她认为正念可能不是一个好办法。她的治疗师解释，最初感受太痛苦而不能忍受的时候，心灵和头脑把它们推到意识之外，当我们放下平常的忙碌时，这些往往再次泛滥。这真的不是问题，除非我们没有准备好重新整合这个感受。

这对 Tara 来讲是合乎情理的，她说，现在是充分感受悲痛的好时机，因此她练习握住她的悲伤，轻柔地拥抱着、容纳着，然后重新回到呼吸上。起初她只能这样做几分钟，担心她的悲伤永不停止并会把她吞噬。她在悲伤和呼吸之间来回移动，她对呼吸和生命的珍贵越来越欣赏与感激。随着时间的流逝，她带着对母亲的生命的感激离开了治疗，希望自己的余生尽可能丰富多彩。

当我们开始打开自己的体验时，也打开了自己的痛苦。正如 Ajahn Chah 所说："如果你没有哭过很多次，那你的禅修还没有真正开始。"（Kornfield, 1993, p.40）

冥想的一个关键组成部分是允许我们自己经历此刻发生的所有一切——愉快的、不愉快的和中性的——而不被卷入。我们不拒绝或隐藏痛苦的或不愉快的感受，我们只需学习不要深陷其中。我们学习不责备自己有令人不安的或极端的想法，也不要假装它们不存在。正念指导者常常帮助被想法困扰的学生，对他们说："为什么你对那些进入你头脑的想法如此沮丧？你邀请它了吗？"（Salzberg, 2011, p.66）通过觉察想法然后重新回到呼吸而不是自我憎恨或谴责，我们开始从消极的想法和情绪的影响中解放自己。

接下来的练习和传统的谈话治疗方法，至少在心理动力和人文传统上是不同的。我们常常深入探究和处理过去所发生事情的细节，但有时我们停留在我们的历史中并不能解脱自己，以致它们给我们造成了更多的痛苦。这是一个有用的练习，以帮助从叙述到体验的治疗模式的转变，这是在第一章中所描述的。

放下故事

- 舒服地坐下，眼睛要么微微睁开，要么轻轻闭上。呈现一个有尊严的坐姿。
- 寻找你感觉呼吸最强烈的地方——鼻孔、胸腔或腹部。不要评判或控制它，只是去感受自然的呼吸。
- 当内心开始游离，迷失在故事或情节中时，只是对自己说，"只是关注呼吸。"
- 温和地重新回到呼吸，即使你的内心走神成百上千次。提醒自己："只是呼吸，没有别的任何事情。"
- 觉察是什么使你分心，在心里做一个标记，然后对自己说："让我和呼吸在一起，让我感受呼吸。"
- 当你准备好了，伸展你的身体，动动你的手指和脚趾，如果你的眼睛是闭上的，请睁开。在之后的一天，看看你是否可以觉察到什么时候你的头脑迷失在想法中。

临床案例：回到当下

Paula 和 Brian 在经历了他们婚姻的动荡期之后进入夫妻治疗。Paula 曾经有过外遇，但是已经结束外遇并重新回归婚姻。Brian 不想要婚姻结束，但是被 Paula 在床上和另一个男人在一起的令人不安的想法萦绕。尽管他想从头开始再给婚姻一个机会，但是他不能够放下他的愤怒、伤心和羞辱。

当 Brian 开始探索自己被背叛的感觉时，他意识到自己正陷入无休止的循环，脑海中持续不断地重放 Paula 和另一个男人在一起的场景。这件事情两年前已经结束，但在他的心里一直发生着。他们的治疗师意识到 Brian 的不断重复的想法对于整合他对于背叛的感受没有帮助，只是一个困扰。

当 Brian 感到陷入关于那个男人的令人困扰的想法时，治疗师鼓励他回到呼吸上。经过几个月的努力，Brian 可以表达他被背叛和愤怒的感受，也可以听到 Paula 对他的真诚的爱和承诺。他们都承认勇气和付出的艰苦努力铸造了一个不平常的、更坦诚的关系。每当他再次沉迷于过去，Brian 会提醒自己放下这个故事并重新回到当下。他会觉察他的呼吸，并欣赏他和 Paula 现在拥有的一切。通过在正念练习中不断地再次开始，他可以再给婚姻一个机会。

非正式的专注练习

我们一直在讨论的大多数正念练习，也可以在日常生活中作为非正式练习。例如，在早晨散步、乘坐公共汽车或地铁时，在倾听伴侣、父母、孩子或来访者时可以做倾听声音的练习。在艰难的谈话中或内在情绪极度泛滥的整天（包括晚上），可以使用与接触点联结的练习（脚底与地面接触，柔软的松开的双手）。觉察呼吸是最方便的，因为呼吸一直跟随我们。我们可以在红灯或经历"路怒症"的时候觉察呼吸。

在喝茶或喝咖啡的间隙，我们可以觉察呼吸。一些治疗师喜欢在两个来访者之间预留一两分钟时间来观呼吸，作为放空上一个会谈和对下一个会谈保持开放的方法。最后，无论何时我们陷入令人困扰的想法或愤怒，我们都可以练习将其放下。

实事求是

经常需要不断地提醒来访者，如果正念并不总是感觉良好，也是可能的。感觉好不是目标，专注也并不总是轻易到来。像任何其他的技术比如弹钢琴、跳舞、或学习太极一样，它需要练习。用促进身体健康来打个比方通常是有帮助的。有时我们去健身房感觉锻炼毫不费力，在其他的时间同样的锻炼却是一个挣扎。尽管前一个感觉更好，但两个我们都珍视，知道在比较艰难的日子我们正在促进身体健康，至少像在轻松的日子一样。

正念不仅适合美好时光，对于 Jon Kabat-Zinn（1990）所说的

"充满灾难的"人生也是最有用的。当事情艰难的时候，正念练习更具挑战性，但也可能特别有助于转变我们的视角，通过充满挑战的经历让我们成长。古老的非洲格言提醒我们："平静的海洋不利于成就经验丰富的水手。"

怎样判断有无专注力？

那么怎样知道我们（和来访者）是否正在培养专注或集中注意的技能？在冥想练习中，为了调查研究和深入审视生活呈现的全貌，我们依靠专注带来当下的内心稳定。当我们被情绪淹没的时候，回到基础的练习是非常有帮助的，比如觉察声音、接触点和呼吸。当被压抑的或其他的否认的信息开始浮出水面时，这些练习是特别珍贵的锚点。因此如果我们想要帮助来访者培养这个技能，我们该怎样评估他们的学习？

Sharon Salzberg（2011）给出了确认专注何时出现的有益的试金石。在此，这些是指导原则，不是严格标准。而且，一如既往，保持觉察并对个体差异灵活应对是很重要的。

1. 有一些当下时刻的觉察。这并不意味着我们的每一个时刻都是在当下的（没有人可以），但我们可以和呼吸（声音或接触点）在某个时刻在一起几秒钟，充分地体验全然注意是什么。

2. 我们可以觉察到何时分心并能够再次开始。即使有经验的禅修者也会分心。我们想要培养以下这些能力：觉察到内心的游离、发现我们自己、拉回我们的注意力并再次开始这个练习。

3. 我们要练习放下批评和判断。再次重申，我们不期望放下所有的判断，但是，我们可以让正念练习在没有严厉的批评中展开。当我们的内心游离时，我们不要指责自己，在深陷未来灾难性预期之前，我们能看见自己。

4.我们变得对自己更友善。生活是不易的，人人如此。有太多我们不能够控制的事情。正念是一个避难所，远离无穷无尽的自我谴责。通过练习，我们学习和自己交朋友，并种下自我慈悲的种子。

5.我们觉察到一个稳定的、平静的中心，它通常是便于利用的。我们不沉迷在思维反刍和强迫的想法中。我们不再感觉疲惫，感觉更有活力。对许多人来讲，平静和稳定能带来新的活力以及独立自主的体验。

我们如何评估来访者是否已经发展出专注的能力？通常问来访者这些试金石般的问题是有帮助的。请记住，专注的能力可能每天都在变化。在感到压力或艰难的时刻，专注或集中注意常常是更具挑战性的。在这些时候，留出额外的时间练习是有帮助的，即使是一段很短的时间或尝试不同的练习。例如，许多来访者发现，当特别分心或心事重重时数息有助于稳定内心，以及，当被强迫性思维所困时，练习"放下的故事"是特别有用的。

上面所列因素的变化依赖于当时的具体情况。作为试金石，它们可以帮助我们找准自己的位置，去觉察专注何时穿越不断变化的心灵，在我们的生命旅途中出现。

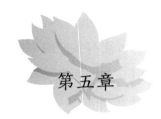

第五章

开放监控：开放的心

正念是使所有的事情和行为清楚地显现的力量……它能带来深刻的洞见和觉醒。

——Thich Nhat Hanh（1974, pp. 25—26）

一旦我们通过专注练习（止禅）能够建立内心的稳定，就可以开始探索正念本身或研究者所说的开放监控（观禅、内观）。正念帮助我们更清楚地看到我们的生命。冥想老师用大功率的探照灯比喻开放可以照亮在意识中升起的所有东西。指导者 Sharon Salzberg（2011）用进入一个布满灰尘的阁楼然后打开灯做类比：

在灯光中我们能看见所有的东西——我们感激美丽的珍宝还未开采；被忽视的布满灰尘的角落刺激我们，"我最好打扫一下"；我们认为很久以前我们早已经清除了过去不幸的痕迹。我们用一个开放、开阔和充满爱的觉察认可所有的它们。（pp. 128–129）

开放监控（观）在临床工作中是无比珍贵的，因为它有助于来访者和咨询师与一切形式的痛苦在一起。无论处境多么困难，无论它有怎样的历史或一个症状已经持续多久，开放监控都可以帮助我们找到一个巧妙的方法与我们的生命此刻正在发生的事情相处。当我们开始观心时，我们能更巧妙地觉察我们自动的、习惯的反应。我们培养了更精确地觉察什么确实正在发生的能力，而不是依赖于我们告诉自己的故事。不仅在禅修中，而且在生活中，开放监控揭示了我们的反应如何增加了我们的体验。当我们练习正念技术的时候，我们的努力不是要成就一个与众不同的超然的心理状态，而是要看到我们陷入恐惧、焦虑、愤怒和欲望的路径。用平静和接纳的方式观察我们思维的运作并获得我们行为的洞见，我们不逃避问题和困难；我们要有意识地走向它们。

在专注练习中我们意识到声音、呼吸和其他的觉察对象来来去去。在开放监控练习中，我们把同样的觉察带到内心所产生的任何东西，包括想法、情绪和想象中。我们训练我们的注意看这些内容就像云朵在天空穿行，是转瞬即逝的事情而不是永恒的真理。Jack Kornfield（1993）观察到，心理状态、感受或情绪不会持续不变保持15～30秒以上。当我们充满正念的时候，我们允许这些心理状态来来去去而不是紧紧抓住它们、夸大它们或因它们的出现而编造一些故事情节。我们觉察正在发生的一切——声音、味道、想法、情绪——而不是紧紧抓住我们喜欢的、回避我们不喜欢的、忽视那些不好不坏的事物。

意识到我们的想法只是想法且我们的想法不一定是事实，是一个解脱。我们会意识到我们已经坚信好多年的痛苦的信念——我们是不值得爱的、不好的、懒惰的、无能力的或无价值的——不一定是真的。学会放下消极的想法可以帮助我们打破思维反刍的恶性循环。那些想法不再使我们快速螺旋下降，进入抑郁情绪或焦虑情绪。我们常常尽力思考远离情绪的方法，结果却陷入痛苦的消极反馈循环。正念反而让我们走出困境，并和我们的身体、智慧以及活力重新联结。

开放监控的力量通过持续的练习显现出来，当我们摆脱习惯性思维，我们就可以看得更清晰、理解得更深刻，对我们之前不能或不愿公开审视的问题获得深刻的见解。从能够与出现的任何困难和问题相处中建立的勇气和自信，让我们体验到更多的喜悦、快乐和幸福。

培养身体的觉察

小说家 James Joyce（1914/1991）认为，我们通常与我们的身体分离，因此我们远离了当下时刻，比如他写道："Duffy 先生居住在距离身体远一点的地方。"（p.71）相比而言，把我们的注意力转向身体是一个发现当下正在发生什么的好方法，就像 Tara Brach（2012）提醒我们的："让身体生活在当下。"（p.80）因为身体总是可以作为觉察的对象，变得对身体的感觉感兴趣和充满好奇是回到当下时刻最简单的方法之一。这个练习可以帮助我们看到直接经验和我们另外增加的经验的不同。因为许多来访者可能坐立不安或最初难以坐下，行禅是一个和身体联结的好的开端。它提供了一个很好的从专注到开放监控的过渡，并且是一个很容易从咨询室迁移到日常生活的练习。

行禅把觉察带到我们通常像是在"自动导航装置"指引下所做的行为。我们常常急于到达某个地方，考虑当我们到达那儿时将要做什么或说什么，而忽视了行走的过程。在这个练习中我们把注意带到行走的体验过程中。虽然行禅可以集中在单一的感觉上作为一个专注练习（止禅），但是它也很容易过渡为开放监控（观禅），尤其当在室外进行的时候，有如此多的感觉生动呈现。

行禅：停泊在身体里

- 眼睛睁开，舒服地站着，双脚分开与髋部同宽，将身体重量均匀地分配在两脚。手臂可以放在身体两侧、后面或前面——任何你感觉舒服的地方。感受与大地连接的感觉。

- 觉察脚趾、脚底和脚后跟的所有感觉。在双脚之间随意转换身体的重量以使这些感觉更清晰。

- 开始缓慢行走，保持放松和警觉。感受你的脚接触地面的感觉。默默地提醒自己"接触，接触"。

- 把注意力带到行走的每一个时刻——提起、推动、放下（你的脚）。

- 觉察在你周围正在发生的事情，但将你注意力的中心保持在行走的感觉上。

- 如果你发现你可以持续注意到自己的双脚和双腿的一些感觉，那么让你的意识扩大，觉察你周围的光线、颜色、声音和气味。觉察什么在你的意识中占据了主导地位。没有控制、没有努力、没有具体的关注点。

- 如果你感到被淹没，或你的注意被一连串的想法所劫持——没有关系，把自己重新带到你的双脚与地面接触的感觉上来。

- 当你准备停下时，重新回到你的呼吸、你双脚与地面挤压的感觉并伸展身体。

- 看看你是否可以把这个觉察带入接下来的活动中。

临床案例：和身体交朋友

  Barbara 是一个 17 岁的、在医院进行治疗的女孩。她被诊断为抑郁症和酒精依赖。当 Barbara 是一个孩子的时候曾被虐待，而且她非常胖。起初她拒绝正念，说那是"愚蠢的"，但是当她的治疗师说它仅仅是一个实验时，她愿意尝试一下，因为生物是她喜欢的科目，且她喜欢实验室的实验。她的治疗师开始时采用听禅的方式，他们一起列出所有他们觉察到的声音（见第四章）。Barbara 喜欢这个练习，并发现它令人心情舒缓。考虑到她的年龄和成长史，坐下来对她仍然不容易，因此治疗师接下来建议行禅。Barbara 马上开始行动。

Barbara 走进门诊部没有窗户的小办公室，看看周围微笑着说："让我们轰炸这所监狱吧。"Barbara 和她的治疗师开始绕着医院的运动场走动，起初只是把注意力放在双脚接触地面的感觉。他们像这样一起走了好几个月，在开始谈话之前通常花几分钟的时间静静地练习。

Barbara 从未对她的身体感觉舒服，因此学习把友善的关注带到每一步是一个新的经历。她过去总认为她的身体是一个敌人，并把它看作耻辱的来源。结果，她持续不断地用负面的想法责备自己："为什么你如此肥胖？你是一个大懒猪！为什么你不可以开始行动？"逐渐地，Barbara 感觉有能力采取其他的措施。她开始独自行走，享受宁静，这片宁静与她家中持续不断的噪声和争吵是如此不同。当辛苦工作了一天后，她特别享受行禅的改编练习——傻傻地行走。她最终加入了 12 步项目，在那里她为处理她的成瘾、暴饮暴食和创伤找到了更多的支持。

一些来访者怀疑行禅是否是真正的正念。它确实是。尽管外在形式可能不是他们期望的，但是它的目的与坐禅练习一样。正念可以坐着、站着、行走和躺下进行。但是行禅不同于日常的行走，我们不试图到达任何地方。相反，我们正在学习全然关注每一步。

尽管有一个大的、开阔的空间行走是很好的，但这不是必须的。行禅可以在一个小的办公室里绕圈或来回行走。要点是把觉察带入当下移动的感觉。只是直立地站着练习也是可以的。当坐禅感到困倦的时候，站禅和行禅也是很好的替代。儿童和青少年也可以把行禅的改编练习做得很好。对于残疾人而言，行走可以调整为其他方式。一个来访者将注意集中在她推轮椅时手的移动上，感觉自己手上的动作而不是脚。

接下来的练习是由 Narayan Helen Liebenson 在剑桥洞察性冥想中心教授的。就像行禅一样，它易于对各种感觉保持觉察，使内心趋向于开放。坐下、站着或躺下练习都可以。因为它把注意力带到身体的边缘，它以一个相对安全和无威胁的方式将注意集中在身体上，因此适合没有完全整合创伤记忆或那些难以忍受自己情绪的人。许多来访者发现，他们可以在白天工作的间隙以及在家中，或做重复性的劳动比如整理文件或洗碗时练习。这个正念练习把觉察带到身体的前后，这在传统的正念指导中有时是被忽视的。

身体扫描

● 舒服地坐着或站着。用一些时间来观呼吸以回到当下时刻，意识到现在你在哪里，不要停留在过去或担心未来。

● 用你的心灵之眼想象"扫描"头顶和眼睛之间的区域，把注意带到身体的外面，注意额头紧张或紧绷的感觉，并让它变得柔软和放松。然后扫描从眼睛到下巴的区域，注意下巴的所有感觉，让紧张的肌肉变得柔软。

● 接下来扫描从下巴到锁骨的区域，让颈部和喉咙放松。暂停一下并觉察什么正在发生。把注意从锁骨带到肩膀，觉察那个感觉，如果你愿意，呼吸吸入任何紧张或紧绷的感觉。从肩膀扫描到胸腔，停留，然后向下扫描到胃部，停留，呼吸吸入任何感觉或紧张。如实地觉察出现了什么。从胃部到髋骨向下扫描，停留并注意所有感觉。

● 把注意力拉回到肩膀并同时向下扫描两个胳膊，停留在肘部和腕部，然后停留在手指。只是觉察在身体上出现的感觉。

● 带着觉察和好奇心，从髋部向下扫描经过骨盆，停下来感受任何感觉，然后向下扫描到大腿、膝盖，从膝盖向下扫描到脚踝然后到脚趾。

● 现在把注意带到我们通常不注意的身体部位。扫描脚底，从脚趾到脚后跟。然后继续扫描身体的背面，从脚后跟到膝盖，觉察出现的任何感觉，任何紧张或不适。让身体变得柔软。

● 带着友善的关注，从膝盖的后面扫描到臀部。依旧是如实关照。从臀部移动到背部的下部，停留并觉察背部的感觉。觉察隐藏在背部的任何不适感，让其放松。从背部的下部扫描到背部的中部然后到肩胛骨，意识到所有的感觉以及任何不适。

● 从肩胛骨同时向下扫描双臂的后部，依次注意上臂、肘部、手腕和手掌。

- 重新回到肩膀，向上扫描从颈部到头的后部的区域，停留并觉察任何感觉或不适。

- 最后，从头的后部和耳朵向上扫描，停留在头部的顶点。

- 在最后的几分钟，觉察在每一刻出现的任何最强烈的感觉。对你周围的世界保持开放。允许声音进来。如果你的眼睛是闭着的，轻轻地睁开。注意光线、阴影和色彩。或许你的脚正在接触地面，你的臀部正在椅子或垫子上觉察这种感觉以及产生的任何其他的感觉。让你的心灵自由自在，不努力、不控制。

- 当你准备好了，动动手指和脚趾，并伸展它们。在接下来的活动中尽力保持觉察。

临床案例：栖居于身体

Amy 是一位理发师，这意味着大多数的时间她都需要站着。她在一个高档沙龙找到了一份新工作，但在那里她感觉害怕。她的老板很挑剔，抱怨她讲话太多、工作太慢。在充满压力地工作三个月之后，她仍旧处在试用期。

Amy 发现自己不想起床或去工作。她的受教育水平有限，自我评价低，且有中度的注意力缺陷障碍（ADD）。她妈妈曾经持续不断地批评她，因此她很难承受老板凡事都要过问的事无巨细的管理方式。每天早晨她开始感觉恶心和恐慌。她的财务状况不佳，她不能失去这份工作。

起初，Amy 对正念没有兴趣，说它不适合她并拒绝尝试。"难道我不可以吃一片该死的药让焦虑滚开？我想要讲话，我不喜欢沉默，这让我紧张。"考虑到她的抵抗强度，治疗师没有催促她。

然而，几个月之后，她最好的朋友告诉她正念可以帮助她应对工作压力。她的朋友正在使用一个网上的正念应用程序，并感觉到了变化。丢掉工作令 Amy 感到绝望，Amy 说她愿意试一试。她喜欢听声音，但是"讨厌"感受呼吸，"这让我想从这里跑开。"她说。因为躯体扫描是她可以在工作中做的练习，看起来像是一个不错的方法。Amy 喜欢它并开始在工作中练习。当注意到老板正在看她时，她会把注意带到自己的身体，向下扫描身体的前面，接着向上扫描身体的后面，以集中自己的注意力。这样做后，她变得较容易将注意集中在她的顾客身上，而不是担心被解雇。当她学习稳定自己并练习接受在意识中升起的任何东西，她开始说得更少、听得更多。事情开始转变。顾客欣赏她倾听的能力并请求她为自己服务。随着她对自己技术的信心的增加，她适应了她的工作。她的老板意识到 Amy 是一个勤劳的忠诚的员工，也开始放松对她的监管。

Williams 等人（2007）在有关抑郁的研究中，探索了在头脑中发生的事情怎样影响我们的身体，我们常常没有意识上的觉察："当一个消极的想法或想象在头脑中升起时，在身体某处将会有收缩、紧张或绷紧的感觉。"（p.25）如果打断这个不自觉的习惯反应，我们或许能够停止向下的螺旋，就像 Amy 学着去做的那样。

下面的练习建立在专注的基础上。它不只是对身体感觉的觉察，更多的是觉察心灵对身体上不适的感觉的反应，因此提供了另一个从专注练习到开放监控的过渡。在把这个教给来访者之前，如果他们事先有一些锚定在声音、接触点或呼吸的能力是最好的。

觉察心灵对身体不适感的反应

● 开始时，舒服地坐下。用一些时间听声音。没必要捕捉它们，让它们自由地来来去去。如果感觉舒服，把你的注意带到呼吸上。觉察你感觉最强烈的地方（鼻孔、胸腔或腹部），如果你喜欢，当呼吸进入和离开身体时默默地标记"升起、落下"或"吸、呼"。

● 将你的注意保持在声音或呼吸上，直到某个足够强烈的身体感觉分散你的注意。觉察是什么把你带走并在心里做一个标记。尽可能使用精确的词语。挤压感、抽动、灼热感、瘙痒、刺痛——不管它是什么，愉快或不愉快，允许它产生和消失。

● 觉察你对这个感觉的反应。你想要紧紧抓住、推开或忽视它吗？

● 给所有的感觉友善细心的关注。如果你体验到疼痛，看看你是否可以接受它。我们常常认为疼痛是连续的、不间断的，但是仔细观察，我们发现疼痛升起后又消退。有一个刺痛，然后缓解；接着有挤压感、灼热感，然后停止。

● 当你观察身体的不适感时觉察发生了什么。你能觉察到身体不适的某些非常细微的不同吗？

● 看看你的内心可能加入的痛苦或负面情绪是什么。你在恐惧中退缩吗？你与它斗争吗？你因此责备或斥责自己吗？担心它会变得更糟糕或永不停止吗？

● 一段时间之后，回到呼吸或声音上。提醒自己没有必要停留在不适中。看看你是否可以在探索其他的感觉和回到你的锚点之间找到一个平衡。

● 记住痛苦和愉悦都不是永恒的。让它们自由来去，不要追随、回避或试图解决它们。通过锚定注意在声音、接触点或呼吸结束你的练习。在接下来的活动中尽力维持觉察。

临床案例：改变和疼痛的关系

Monique 是为了来治疗不堪重负的慢性疼痛纤维肌瘤。她已经遭受了多年的痛苦，当医生告诉她问题"全部在她的大脑"，她越来越沮丧和愤怒。她变得更孤独，不再工作，用大部分时间睡觉或看电视。"我不是一个疯子，真的，我不是。"她坚持这样说。经过仔细评估后，治疗师建议她进行正念练习。Monique 对此不屑一顾："我真的不明白盯着我的身体怎么会有所不同。"她挑衅道："这个太荒谬。你不能帮助我。你和其他的庸医一样。我不准备浪费时间。"

Monique 的治疗师做了几个深呼吸，觉察到当她考虑怎样回应的时候她出现了愤怒的情绪。她想起了一个故事，一个男人伸出手去轻拍一只狗，但那只狗以咬他的手来回应。结果发现那只狗的脚被树叶盖着，掉进了陷阱。意识到 Monique 被疼痛套牢，她的治疗师没有对其进行攻击并愤怒地请她出去。"研究确实显示正念练习对慢性疼痛有极大的帮助。当我们更专注当下，并不事先预期或紧张地准备应对疼痛时，痛苦的体验会消弱。正念也帮助我们不要陷入关于疼痛的消极想法（Siegel, 2013）。"Monique 转了转眼睛："好吧，我试一试。我想我不会失去什么，但是我不明白它怎样对我有帮助。"她叹了口气。虽然最初充满了敌意，但是 Monique 对呼吸练习产生了共鸣，并喜欢数息的任务。她坚持每天练习 15 分钟，持续几个星期之后，她发现有所不同，她开始感觉不再被痛苦的感受淹没。在开始时，Monique 认为她的疼痛是持续不断的并且不会减弱。在会谈中，治疗师引导她每次探索一个疼痛。"我的膝盖疼，我的脚疼，我的后背疼，"她说，"所有的地方一直都在疼。""可以找到让你感觉舒服的地方吗？"她的治疗师问。"我的耳朵，我的小手指，"Monique 回答。"好，"治疗师回应，"觉察疼痛的地方和你发现舒适的地方。"

当她学习觉察自己的身体感觉时，Monique 惊奇地发现她每天的酸痛、寒颤和疼痛实际上一波接一波地到来。当她年轻的时候，她曾是一个狂热的冲浪和滑雪爱好者。尽管最初 Monique 感觉自己的身体背叛了她，但她最终意识到她可以借鉴以前的运动技能，就像是体验乘着不适的波浪。

当她练习的时候，Monique 觉察到细微的感觉，并可以识别什么使得它们更糟糕。一天早晨她感觉脚上疼痛。在一瞬间，她发现自己想知道那天她是否可以行走。然后她担心自己骨折。突然地，她想象自己需要做手术，并想知道怎样用拐杖走路以及谁来送她去医院。她嘲笑自己多么迅速地进入灾难性的思维。

Monique 的治疗师与她分享的佛教的两只箭的寓言故事让她获得了深刻见解。这个众所周知的故事解释了经过正念训练的和未经过训练的人的不同。当后者感受疼痛的感觉时，他们不仅体验最初的身体疼痛，而且体验紧随着的心理痛苦。因此像是正在被两支箭而不是一支击中。

Monique 开玩笑说，她已经增加了三支、四支和五支箭。"之前我从未明白这个。我只是认为我为最坏的情况做准备，按这个方式思考的确有帮助。"

Monique 注意到疼痛不是持续不断的且有些时刻会得到缓解，这鼓舞着她。Monique 开始冒险走出自己的公寓，在一个朋友的建议下，她参加了太极学习班。尽管她继续经历疼痛，但是她学会了穿越疼痛。她不再感觉疼痛操纵了她的生活。Monique 成为了马克·吐温的名言的粉丝："我是一个非常老的且已遭遇许许多多不幸的人，其中绝大多数事情从未真正发生。"

情绪的正念

觉察到身体的情绪，确定它们的位置并感受它们是一个可行的方法，就像觉察感觉，让它们自由来去。我们继续进入对来访者来讲更具挑战性的领域，身体提供了一个地方以安放和保存不同的情绪，因此可以和它们有效地合作，而不是被它们淹没。这个练习有助于在生命的风暴中建立更好的平衡和洞察力。

觉察体内的情绪

- 开始时，舒服地坐下，眼睛要么闭上，要么微微睁开。用几分钟时间倾听你周围的声音，注意身体的接触点或一起一落的呼吸。让自己对你的锚点感觉舒服。
- 如果愿意的话，尝试进行躯体扫描。觉察紧张、不适或压抑的地方。
- 你是否可以确认你内在状态的"情绪天气"，有愤怒……悲伤……焦虑……恐惧的感觉吗？
- 回到你的锚点。看看哪个情绪"风暴"把你卷走了。什么事情带你离开了你的觉察对象。
- 看看你是否可以找出情绪在你身体中停留的地方。注意——你的胸部有压力吗？下巴紧张吗？肩部紧张吗？感觉胃里难受吗？你的脉搏跳动迅速吗？你头疼吗？你的眼睛沉重吗？把细心的关注和友善的好奇带到你的感觉和注意所在。

● 以温和的方式和情绪在一起。觉察你是否开始批评或责备自己。觉察你是否开始和自己的情绪分离。什么把你带走了？

● 一旦你注意到情绪停留在你身体的什么地方，检查身体的其他部分，看看发生了什么。你的胸腔为应对胃部的恐惧塌陷下去了吗？

● 试着把手掌的温暖带到情绪最强烈的地方。让这个地方变得柔软并放松。试着把呼吸带入不适的地方。有时仅仅用友好和好奇的方法觉察到情绪也有帮助。不要挣扎或抵抗。只是觉察它并允许它如此。

● 如果你开始感觉不知所措、迷失或分心，只是重新回到呼吸、声音或接触点。觉察头脑中产生的任何判断，让他们来去自由。

● 当你准备好了，深深地吸一口气，扭动你的手指和脚趾，伸展，并睁开你的眼睛。在接下来的活动中尽力保持正念。

临床案例：只有心痛

Emily 是个 20 多岁的研究生，正在经历一个困难的时期。交往多年的男友刚刚和她分手，她悲痛欲绝。有一段时间她躺在床上，不洗澡不吃饭。她感觉自己不能没有他，有时会想死。在她的生命中她第一次无法入眠，没有胃口吃饭。她不能够集中注意在学业上，每天都哭泣好几个小时，并担心自己会疯掉。"我认为这个痛苦永远都不会结束。我很害怕自己会被收容在社会福利机构。"

Emily 已经开始正念练习，并想要看看更多的正念练习是否可以有帮助。当她转向自己的身体，看起来像是疼痛占据了她生命的每一寸地方。和它们在一起的时候，她体验到大部分情绪在她的胃部。像是所有的风暴已经击晕了她。她把一只手放在胃部，感觉被轻柔的抚摸所带来的安慰和温暖。她发现把呼吸带入剧烈的疼痛区域有助于减轻痛苦，这给了她一些空间——像是在暴风雨中得到短暂的休息，正如她说的那样。她充满好奇，想探索更多。她的治疗师教给她一个 Tara Brach 使用的（2013）觉察体内情绪的改编练习，让她觉察当她只有 2 岁时没有防御的腹部感觉。这个练习把她带回到她的家庭仍旧完整的时光，那时她父亲还住在家里。这个时候，正如她所说的："我的世界依然稳定。"

Emily 曾经目睹她母亲崩溃的样子——母亲在被父亲抛弃之后因严重的抑郁而住院治疗。她不想成为像她母亲那样的"烂摊子"。"我在读书，因此我可以拥有更好的生活；我不会遭受这个。"她说。这个决心帮助她练习正念，度过无数个眼泪和无眠之夜。她感觉正念提供了一些帮助，因此她可以"控制住自己"并开始从绝望中爬出来。

经过几个月的练习和治疗，风暴中有了更多的停顿。Emily 开始意识到她的伤心欲绝不是永远的，像所有的事情那样，它终将会过去。"我真的以为一旦 James 离开，我的生活就要完了。然而现在我意识到没有他我仍然可以生活。我讨厌周末。我想念性和被牵挂的感觉。但是，我找到了我从来不知道我会有的生命复原力，我从未在我家看到这些，在那里是一个灾难接着另一个。"没有人会把这个从她身上带走。当 Emily 情绪稳定下来能够睡觉、吃饭并回到学校，她开始探索她父亲离开的感受，并看到早期的方式以及来自心底的丧失正在重演。

贴标签的力量

贴标签是一个被广泛研究的冥想练习。Creswell、Way、Eisenberger 和 Lieberman（2007）发现，在对我们的体验贴标签的过程中，我们不再使用杏仁核（大脑的报警中心），而是使用前额叶皮层内侧，从而离开反应的状态，进入我们可以建立平衡和获得洞察力的地方。冥想指导者 Joseph Goldstein（1993）用这种方式阐明这个方法对来访者是非常有帮助的。他写道："贴标签就像给一幅画装上画框，能帮助你更清晰地识别对象，提供更好的聚焦并让你的观察更精确。"（p.35）这个练习的临床意义是巨大的，可以用于许多种疾病，并适用于与困扰情绪做斗争的各种各样的来访者。

给情绪贴标签

● 开始时，舒服地坐下，眼睛要么闭上，要么微微睁开。深呼吸几次，或者如果你愿意，把注意带到你周围的声音上。

● 用一些时间与你的锚点连接。当你被情绪带走时，觉察那是什么情绪。用温暖和接纳的态度，给情绪贴标签，例如，标记"担心、担心、担心"。不纠结于标签完全正确与否。它不需要十分精确。

● 看看在你身体的什么地方你找到了这个情绪。让自己只是和它待在一起。

● 觉察你在这个练习中的态度。当标记"愤怒、愤怒、愤怒"的时候，你对自己叫喊吗？因为有这种情绪，你会告诉自己你是一个坏人吗？看是否可以用友善、温暖和接纳的态度贴标签。

● 如果情绪太强烈，你开始不知所措或迷失其中，那么只是重新回到你的锚点。

● 不需要抓住或分析这个情绪。让它自由升起和消失。也不需要进入情绪背后的过去或故事。标注它并让它走。

● 用尽可能多的温暖和友善给情绪贴标签。如果你感觉那个消极情绪不值得关注，也对此贴标签。对愉快的情绪开放并给它们贴标签。

● 继续在对情绪贴标签和与锚点连接之间替换。当你准备好了，深深呼吸几次，扭动你的手指和脚趾，伸展，若你的眼睛是闭上的，请睁开。当你进入你接下来的活动时请尽力继续觉察你的情绪反应。

临床案例：位于下面的是什么

Fernando 是一个 40 多岁的单身汉。他从未结婚，因为他还没有找到"完美的女人"。正念练习是他生活中的一个重要部分，而他来治疗是因为他担心自己花在网络色情上的时间和花在妓女身上的钱过多。表面上他是一个令人尊重的专业人士，他感觉羞耻和被他的秘密生活玷污了名声。正如他看到的，他的问题是如何学会控制他的"过度的性欲"。

Fernando 的治疗师建议他练习给情绪贴标签，这可能有助于他对自己的性的感觉和行为获得新的认识。当他开始练习贴标签时，他很清楚地意识到他的性欲。他练习标记"性欲、性欲、性欲"，用友善而不是厌恶的语气。这是一个挑战，因为它把他带回到童年，在那里，他有宗教信仰的家人鄙视他的手淫行为，认为这是非常令人厌恶的。当他开始带着好奇而不是评判来观察自己的性行为时，他惊讶地发现了从未探索过的情绪。起初他遭遇了悲伤，他对此贴标签并允许自己感受。在这个情绪下面他感觉到了一种强烈的愤怒，同时伴随着对他家人身体上的攻击和惩罚的想象。体验情绪并尽可能友善地标记"狂怒、狂怒、狂怒"是非常难的。当这个情绪消失后，他开始意识到从他开始记事起心底就有的孤独。"在我的家里，没有一个人曾表达过温暖或爱，"他回忆，"彼此只有很少的肢体接触。"Fernando 意识到，在他认为是过度的性欲下面，实际上是他从未意识到的深深的孤独。他也看到妓女诱惑的部分是某个人对其简单的赞同和安慰。他和治疗师继续探索，这个渴望如何影响了他如此多的生活选择。

当 Fernando 沮丧地意识到他的困惑有如此深的根源时，他同时也意识到"打开灯"永远不会太晚。对所有来访者而言这都是真的。正如 Sharon Salzberg（2011）所说，"当你按下阁楼灯的开关时，是已经黑暗了 10 分钟、10 年还是 100 年，都没有关系。"（p.129）

这个练习可以深化，不仅可以给情绪贴标签（"孤独、孤独、孤独"），也可以给想法贴标签。Fernando 这样给想法贴标签："没有人想要和我在一起的想法。""我是令人厌恶的的想法。""我是不值得爱的的想法。"当觉察到判断的想法时，尽量用友善的心去关注，尽管这可能具有挑战性。Fernando 练习让他的想法自由来去，像云朵穿行于天空。他的治疗师指出此刻的情绪不会永远持续、不是他的全部，也是有帮助的。正如诗人 Rilke（1905/2005）的表述："没有情绪是不变的。"（p.171）

一个有用的贴标签的改编练习是，当识别出想法和情绪时，将自己带出那个方程式。正如在第一章和第三章中所讨论的那样，当我们观察想法和感受时，把它们当作客观事件，它们就不再势不可挡。说"我现在很愤怒"很容易会让自己产生下面的想法："我总是愤怒，且我将会一直这样，这永远不会改变，这一切都可以追溯到我愤怒的父亲虐待我的时候。"相反，我们可以说："愤怒正在产生。"有了这个情绪的客观框架，比较容易让它过去而不是紧紧抓住它。Joseph Goldstein（1993）让他的学生增加中性的想法，如"天空是蓝色的。"他写道，"通过把它添加到每一个评判的结尾，我有一种感觉，让评判就像'天空是蓝色的'一样，用同样的方式经过我的大脑"（p.65）。许多来访者喜欢这个技术，因为它把指责移出情绪，更容易让情绪消失并看到它作为事物的本质的一部分、作为广阔无垠的人类体验的一部分。

放在一起

下面的练习，结合了前面的开放监控练习，能清楚地呈现出感觉、想法、情绪和行为，是如何相互作用、相互影响的。这个灵感来自于 Michael Grady 在剑桥洞察性冥想中心的教学。

发现固有模式

- 开始时舒服地坐下，眼睛要么微微睁开，要么轻轻闭上。找到一个体面的姿势。花几分钟时间用声音、接触点或者呼吸建立专注。
- 把注意带到身体的感觉上。快速做躯体扫描，觉察紧张、憋闷或不舒服的地方。
- 和某种感觉待在一起，直到你被想法或情绪拖走。让这个心理内容成为你正念的觉察对象，全然地注意，带着好奇。
- 把友善而又温和的注意带到想法或情绪中。如果产生了判断和批评，觉察它们，如果你愿意的话，温和地给它贴标签。持续观察想法和情绪，如果你被它们淹没，重新回到你的锚点。

● 你是否可以辨别出这些序列。例如，疼痛的感觉紧跟着恐慌的情绪吗？接着恐慌会诱发"我必须离开这儿"的想法吗？花一些时间和你的体验温和地待在一起，带着你的注意、好奇和智慧进入这个过程。

● 如果行为是这个序列的一部分，看你是否可以觉察到，并觉察与之伴随的种种想法或情绪。探索对于你来说这些怎样一起到来。

● 当你进入接下来的活动时，尽力继续觉察感觉、情绪、想法和行为的序列。

临床案例：一副新眼镜

Tamara 在 30 多岁时放弃稳定的工作，成为一名瑜伽教练。她的丈夫是一个平面设计师，最近失业了，无法找到新工作。他们有一个上小学的孩子。

Tamara 来治疗，是为了处理她不断增加的恐慌。他们的收支难以平衡且账单正在堆积。她感觉像是一个骗局，她不得不扮演一个微笑的、柔和的、平静的瑜伽教练，事实上她感到恐慌并且每晚要喝酒才能入睡。她责备自己放弃了稳定的工作，称自己为伪君子。当她尝试正念练习时，她发现她用一个类似于父亲的腔调对自己喊叫："你是愚蠢的、不切实际的白痴。"她也注意到因丈夫的消极被动，自己也对他产生了越来越多的愤怒。

Tamara 的治疗师建议她在冥想中尽力觉察自己的感觉、想法、情绪和行为的序列。当她进行这个练习时，她开始在她的生活中更广泛地觉察这些事件的序列。在治疗中，她觉察到胸部透不过气并被紧紧抓住的感觉，在深夜中她经常体会到这种感觉。紧跟这个感觉的是反复出现的想法："我们做不到。如果 Joe 找不到工作，我们将不得不搬去和父母一起住。如果这样的话，我宁愿去死。"这个想法经常伴随着头晕的感觉和急速的心跳。在这个序列点，Tamara 意识到她会伸手去拿威士忌，然后吃冰激凌和巧克力饼干。在放纵之后，她会批评她的丈夫在看电视或在脸谱网上浏览，而不是在找工作。

当 Tamara 注意到这个模式后，她说感觉像是曾经给她的一副新眼镜。她回忆起在小学时，一个老师发现她看不清黑板。当她戴上眼镜后，她因看到如此不同的世界而感到目瞪口呆。她曾认为树木、建筑物、标志和人们应该是模糊的。她没有意识到，物体有迥异的样式和形状、锋利的边缘和充满生机的颜色。"一切曾经是柔和的、聚焦的并融合在一起。清晰是一个新的体验。我对世界的看法完全改变了。"

当 Tamara 觉察到她思维的序列后，她找到了打破恶性循环的方法。一感觉到胸部透不过气来，她就练习使用自己的锚点。她尝试感受脚底的感觉，并做一些瑜伽动作而不是伸手去拿威士忌。当她可以辨别什么正在发生时，她意识到那是愤怒。这打破了她的拒绝逃避模式，她开始和丈夫交流而不是对他吼叫。他们进行夫妻治疗以重新协商他们的婚姻，并寻找一种压力较小的生活方式。

Tamara 认识到，她可以在她的情绪和习惯反应之间创造一些空间。难以忍受的情绪和消极的想法是每个人经验的一部分。如果没有觉察，它们就可能劫持我们的行为。如果我们在正念中觉察到这些模式，不管怎样，在我们生活中其他的时间，我们也更可能觉察并打断它们。

正念练习的益处似乎是和练习量多少相关的，因此尽量整天做非正式的正念练习——当我们步行去乘车的时候觉察我们的身体，当我们做饭的时候觉察体内的感觉，随着一天的展开注意情绪和潜在的模式——这些都是有帮助的。我们可以给想法和情绪贴标签，并像在正式练习中一样，在这些活动中觉察它们的序列。

失念是正常的

如果你或你的来访者的练习起了反作用或失念了，不要担心。正如 Christina Feldman（2001）所说："正念既不困难也不复杂；记得要正念是最大的挑战。"（p.167）正念练习的目的是训练我们的注意力，因此我们对内在和外在的世界有了更多的觉察，且遗忘是这个进程的一部分。"当我们觉察到自己失去正念的时候，我们已经再次得到了它；觉察是其本质。我们可以重新开始。"（Salzberg, 2011, p.105）

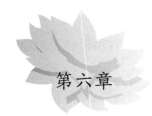

第六章

慈心禅和悲心禅：接纳的心

慈悲不是奢侈品。它是人类生存的必需品。

慈心和悲心能够在专注（止禅）和开放监控（观禅、内观）准备好的肥沃土壤上成长和繁荣。当我们练习集中注意以及没有评判地一次又一次地回来时，我们的内心逐渐变得能更多地接纳、更少地反应。正如 Joseph Goldstein（1993）所说的那样，随着时间的流逝，"正念培养了一颗极其柔软的心……改变了我们与自己以及与他人相处的方式。我们开始感受更深，且感受的深度成为慈悲的来源"（p.147）。

慈心和悲心用略微不同的方式打开心灵。然而慈心指的是期望他人愉悦，悲心指的是——用开创了慈悲聚焦疗法的心理学家 Paul Gilbert（2009c）的话说就是——"当自己和其他的生命遭受痛苦时，用期望和努力一起来减轻它"（p.xiii）。因此悲心是行动导向的。正如 Thich Nhat Hanh 说的，悲心是我们做的事情，而不仅仅是一个想法或情绪。悲心的字面意义是"同……一起受苦"（Siegel & Germer, 2012），是和它的本质相关的，它将我们和其他人联系在一起，并挑战我们独立又孤独的假设。慈悲是整个时代的宗教传统描述的基本的人类能力（Armstrong, 2010），帮助我们觉察我们共同的人性，理解我们都很容易受伤、失落、生病和死亡。

对治疗师来说，慈悲是在面对痛苦时帮助我们保留生命力的生命线。正如 Sharon Salzberg（1997）所说："慈悲的状态是互为整体和不断持续的；当面对痛苦的状态时，慈悲的心是不会破裂或粉碎的。它是广阔的和富有弹力的。"（p.133）因此，对我们自己和来访者来说，慈悲是心理治疗必不可少的组成部分。

像专注和觉察一样，慈心和悲心也是可以学习和培养的。通过神经生物学研究以及学者和临床医生的工作，我们开始理解这方面训练的极大益处（Davidson, 2012; Fredrickson, 2012; Germer, 2009; Gilbert, 2009a; Germer & Siegel, 2012; Neff, 2011; Neff & Germer, 2013）。我们发现在大多数的心理治疗形式中，慈悲可能是一个极其有效的治疗因子（Shapiro & Carlson, 2009; Hölzel et al., 2011）。

慈心禅和悲心禅，能帮助我们改变对待自己和他人的方式。通过关注我们的想法、情绪和行为，我们打开自己的心去爱并不完美的自己。当我们学习照料自己时，我们更容易看到人们的复杂性。通过训练，我们可能"放下过去的伤害，倾向于祝福他们而不是被激怒……对之前我们可能忽略的人给予一个友善的微笑，或找一个更好的方法对待难以相处的人"（Salzberg, 2011）。尽管专注和开放监控使我们看到在我们的体验和我们正在创造的关于它的故事之间的不同，慈心和悲心有"力量改变我们的故事"（p.167）。

培养慈悲极为有益，同时也特别具有挑战性。对于我们大多数人来说，对痛苦完全开放是困难的，我们仍然希望减轻它。对于这个挑战，佛教修行传统已经发展出一个循序渐进的方法。一旦已经培养出一定程度的专注，在聚焦在悲心本身之前，练习者致力于培养慈心（在巴利语中是 metta）。因为慈心指的是希望我们自己和他人都好，并不一定包括对痛苦的注意（Siegel & Germer, 2012），它可以作为悲心禅的良好基础。

慈心禅传统上是使用一系列对我们自己和他人表达美好祝愿的简洁语句来培养的。这些语句包括以下的变化：

> 愿我平安。
>
> 愿我快乐。
>
> 愿我健康。
>
> 愿我安宁。
>
> 愿我免于一切痛苦。
>
> 愿我轻松自在。

这个"愿我"不是说在精神上乞讨或请求允许，而是向我们自己和他人表达祝福或意向。这些简洁的语句也可以简化为只是轻轻重复一些关键词，比如"平安……健康……轻松自在……"或"快乐……安宁……免于遭受痛苦"。在慈心禅中，我们尽力把全然的注意、力量和智慧带入每一个语句。这些语句可以将所需的滋养物带到干燥、耗竭或冰冷的地方。

因为每个人的宗教和文化背景不同，这些练习可能让人感觉很像祈祷。因此，有时非宗教的个体在尝试它们时会感觉不舒服，认为它们是"说教的"或"过于形式化的"。如果是这样的话，强调我们正在致力于联结和强化某种感觉——不是请求外在的实体提供帮助——是有益的。对那些不喜欢使用这些语句的人，我们发现用视觉想象安全、健康、安宁和轻松自在的状态也可以奏效。更多的有神论背景的人发现他们请求上帝为自己和他人带来幸福，就像在恳请地祈祷。对于他们来说，用一个更具宗教色彩的框架培养慈心是有效的。下面是一个适合大多数来访者的慈心禅。

发送慈心给自己

- 开始时舒服地坐下，眼睛要么微微睁开，要么轻轻闭上。用几分钟时间和你的锚点——声音、接触点或者呼吸在一起。

- 让自己安定下来，注意体内的任何紧张或不适。让它变得柔软。

- 向自己发送一些传统的、友善的语句：愿我快乐、愿我健康、愿我轻松自在、愿我安宁、愿我免于一切痛苦。选择这些语句中的任何一个或其他的能让你感到安慰、慈爱的语句。

- 默默地对自己说这些语句，找到感觉舒服的节奏。看看你是否可以对每一句语句保持开放。如果有一个句子萦绕在你的耳边，和它待一会儿是极好的。

- 感受每一句中包含的你所需的重要的"维生素"，或想象它们是温柔的雨灌溉干涸的土地。

- 尝试唤起平安、健康、安宁和自在的形象。如果它看起来加强了你的慈心，继续想象这个形象。

- 如果内心游离，没有关系。再次回到这些语句或想象上，让它们变成你的锚点。

- 当你准备好了，深呼吸，伸展，如果你的眼睛是闭上的，请睁开。看你是否可以把充满慈心的态度带入接下来的活动中。

临床案例："早上好，心痛"

Dylan 是一个 30 多岁的音乐家。过去几年一直过得特别困难。他组建的乐队刚刚解散，这个乐队十几年来已经成为他身份的标志，他靠自己的力量越来越难找到工作，他的妻子因厌倦他的深夜未归和寻欢作乐的吸毒行为而离开了他。Dylan 发现自己在崩溃的边缘，每天醒来时感到非常焦虑、伤心和凄凉。像比莉·哈乐黛的歌曲"早上好，心痛"所唱的，这首曲子能够表达他人生毁灭和希望破碎的感觉。

Dylan 渴望友善并想要某些药物之外的东西帮助他面对绝望，他在当地的冥想中心参加了一个关于慈悲的工作坊。像许多人一样，起初他发现很难发送慈心给自己，因为他感觉自己不值得。他的治疗师建议他首先尝试发送友善和关心给一个"对自己有恩的人"，这是一个传统的练习形式（见慈悲的存在的练习）。Dylan 选择了他的奶奶，因为她是曾经给他支持和安慰的人，尤其是当他的母亲因精神分裂症住院时。

在开始的几周似乎没有什么有帮助的事情发生。事实上，Dylan 对自己感到生气，因为他总是睡着（在练习的早期阶段这经常发生，因为当我们慢下来的时候，开始注意到我们的耗竭和睡眠被剥夺）。他的治疗师充满同理心地指出婚姻的终结和职业生涯的终止是生活中要应对的巨大的丧失，当事情四分五裂的时候感到疲劳是自然的。她建议他继续进行正念练习，如果他昏昏欲睡就尝试站着练习。Dylan 喜欢这个改变并坚持练习。

慢慢地，他感觉这个练习开始在他早晨的心痛上制造了一个"缺口"。和这些语句在一起，他的身体舒服了很多，内心也慢慢稳定了。他称它们为他的"神智健全提醒器"。在交通高峰期它们是有用的，有助于他平息路怒。当他感到特别焦虑或不安时，就只和一个语句待在一起。他感觉"愿我平安"帮助他得到一些"指引"和洞察力。这个语句也成为帮助他处理在较亲密的人际互动中不稳定情绪的工具。在和妻子就财产分割发生争议后，通过采用来自正念冥想老师和心理学家 Sylvia Boorstein（2007）的一系列短语，他安慰自己并阻止自我放纵：老兄，这是一个痛苦的时刻。每个人都有痛苦。放松，深呼吸。我们会想出解决办法的。当 Dylan 开始捡起他的生活片段，慈心禅帮助他找到了稳定的基础。

正如 Jack Kornfield（1993）指出的，我们不能够避免困难或错误，但是我们可以学习"把错误叫醒的艺术，把使我们心灵改变的力量带给它们"（p.72）。不可避免地，我们将会面对自己的极限。一位禅师描述生命就像"一个错误接着另一个错误"，从这些错误中我们不断学习和成长。Kornfield 也指出："生活就是制造一系列的错

误。理解这点可以给我们带来极大的轻松和对我们自己及他人的宽恕。"（p.72）

把慈悲带入身体

　　身体扫描是正念减压（Kabat-Zinn, 1990）必不可少的内容，在非宗教的系统项目中，身体扫描被广泛用于将正念导入健康护理实践。在他们的正念自我慈悲（MSC）的八周课程中，Neff 和 Germer（2013）把这个练习改编为建立慈悲心的练习。下面的练习是为了适应个体治疗而做的进一步改编。尽管正念减压是教导从双脚开始并通过身体，在个体治疗中，一些来访者发现从头开始向下移动更有效。冥想指导者建议从脚开始有助于稳定，然而从头部和眼睛开始有助于缓解紧张。两者都是有效的。在你的实践中，自由地去尝试什么最适合来访者。尽管这个练习通常是躺下进行的，但它也可以坐着或站着进行。

慈悲的身体扫描

- 找到一个舒服的姿势，要么坐着，要么躺下。

- 通过声音、接触点或呼吸练习，用几分钟时间稳定和集中注意。回到当下的时刻。放下对过去的遗憾或对未来的担心。

- 注意头、眼睛和下巴，让紧张缓解。也可以带着所有的紧张休息一会儿。如果你觉察到疼痛或情绪的不适，把充满友善和关爱的关注带到你身体的那个部位。

- 将注意移动到颈部和喉咙，让它们变得柔软，把温和的关注带到任何紧张或不适之处。

- 继续向下进入肩膀和胸腔，让你的身体充满友善。觉察任何不适并使它变得柔和。温柔而又友善地注意所有疼痛或情绪。不要挣扎或抵抗，让它成为本来的样子。同时注意你的双臂，从上臂到指尖。如果对你来说这是一个困难的时刻，把你的手放在你的心上，感受这个抚慰人心并令人欣慰的触摸。

● 继续扫描腹部、背部和臀部，友善、慈悲地注意你身体的每一个部位。如果令人厌烦的情绪产生，尝试回到你的呼吸或者尝试重复一些充满慈心的语句：愿我平安、愿我健康、愿我安宁、愿我轻松自在。或尝试你自己改编的语句，比如愿我免于遭受内外部的伤害，愿我完全地爱我本来的样子。如果你喜欢，可以简化这个序列为几个关键词：平安……健康……安宁……轻松自在。让这些话语深入你的内心，接收它们。让它们滋养你。

● 如果你对身体的任何部位产生强烈的不喜欢的感觉，尝试用最亲切的语气对自己说：愿我爱和接受我身体本来的样子；愿我把友善和慈悲带到这个身体。

● 把友善的注意带到双腿、膝盖、脚踝和双脚，感恩你的身体所做的一切以及它如何为你努力工作。如果你走神了，重新回到那些语句或呼吸。如果你感觉被某个与特定身体部位相连的情绪淹没，你可以绕过身体的这个部分，等你准备好了重新回来。

● 用慈悲结束你的整个身体扫描，和所有的伤痛、不完美、不适或疾病在一起。看看你是否可以欣赏并感觉这个身体，爱它现在的样子。

● 当你准备好了，尤其是如果你正躺着，伸展、扭动手指和脚趾，旋转手腕和脚踝，转向一边，慢慢站起来。看看你是否可以带着一种自我慈悲的态度进入接下来的活动。

临床案例：把友善带到身体

Jessica 是一个高中生，处于学习能力测试（SAT）的压力下，碰巧她父母正在经历痛苦的离婚。她的男朋友曾经是她的一个支持源，但是他开始和别人约会，她无法承受这一切。她开始划伤自己，起初是偷偷的，后来就比较引人注目了。她的父母被他们自己的事情搞得焦头烂额，没有注意到她的行为，但是一个细心的辅导老师看到了 Jessica 的自伤行为，并帮助她寻求帮助。

在最初的几次治疗会谈中，Jessica 大多数时间只是哭。当她开始感觉舒服一点儿后，她开始谈论家里的事情如何艰难以及学校的事情多么有压力。她正在参加瑜伽课程并十分喜欢结束时的冥想和放松。为了把这个加入治疗，她的治疗师从接触点练习开始（见第四章）。她在考试和有压力时运用这个技术，她发现，当她偶然碰见她的前男友和其新女友时非常有用。然而，在这些邂逅之后，她仍然会回家在浴室里暗暗划伤自己。她将之描述为"释放"——放下她的生活中的疼痛和压力的方式。

然而 Jessica 发现，在治疗中接触点练习令人放松和享受，但是她不能独自练习，经常"忘记"做。当她和治疗师在治疗中看到这个时，Jessica 抱怨练习占用了她太多的时间。治疗师和她分享当自己挣扎在同样的问题上时，曾经帮助到自己的一个洞察性见解："我的一个老师曾经告诉我，我们不需要从抓住我们的每一次练习开始；我们可以从停下来的地方开始。"Jessica 微笑着说道："我喜欢那样。它让练习容易一点儿，像是没有那么多的任务。"后来，她开始穿夏天的衣服，数月前划伤的刀痕更容易看到，她最后准备公开她的秘密。她开始在治疗中练习慈悲的身体扫描，友善地注意身体的每一个部位。在尽力欣赏并友善对待自己的身体几周之后，她较少有意地用刀子或刀片划伤自己的皮肤了。当然，依旧有她划伤自己的糟糕日子。在这些时候，她不再陷入羞耻和内疚的情绪，为了保持慈悲心，她和治疗师增加了这些简洁的语句：愿我对自己友善、愿我不再对自己造成身体伤害、愿我的安全可以得到保护、愿我爱本来的自己。她发现她不需要停留在自己破坏性的行为上，她可以重新开始了。

渐渐地她的生活开始稳定下来。离婚事件已经尘埃落定，有关监护的问题已经解决。Jessica 被一所她想去的大学录取了。尽管想要划伤自己的冲动没有完全消失，但她感觉有了更多的选择和资源。虽然她不能够建立常规的练习，但她说在需要的时候她可以使用正念。通过练习身体扫描和使用慈悲的语句，她发现她可以打断那个想要割伤自己的欲望，改为打电话给朋友、听音乐、跑步、练瑜伽或在日记里写下自己的感受。在困难的时刻，她运用 Germer 和 Neff 所说的"自我慈悲的暂停"（Germer, 2009; Neff, 2011; Neff & Germer, 2013）：她会停下来，把一只手放在心脏处并说，"Jessica，这是一个痛苦的时刻。所有的人都会遭受痛苦。有时生活是艰难的，只是让我来感受，让我友善地对待自己，让我照顾我的身体。"

把慈悲带入进食

许多来访者难以控制他们的饮食，经常对他们的饮食行为进行自我批评。正念进食是正念减压项目的一个核心练习，它是我们改编的，指的是带着慈悲进食（Fain, 2011）。它对所有的进食障碍都是有帮助的，包含神经性厌食、神经性贪食和暴饮暴食。做这个练习，你可以用葡萄干、樱桃干或小红莓，或新鲜的水果——任何最舒服和方便的东西。为这个练习挑选三个相同的水果。

食禅

- 开始时舒服地坐下，眼睛要么微微睁开，要么轻轻闭上，感受椅子的支撑。
- 给自己几分钟时间安定下来，把注意带到身体里。用观声音、接触点或观呼吸的练习进入当下时刻。
- 如果眼睛是闭上的，请睁开。把这三个水果放在你面前的纸巾或盘子上。只是观察这个水果，其颜色、形状、影子和光的变化。
- 挑出一个水果。将它轻轻地握在你的手指间。觉察到它感觉起来是什么样的。注意它的纹理。在你的手上翻转它。像你从没见过这种东西一样观察它，带着"初学者之心"去看。
- 把它带到你的鼻端。觉察它的气味。把它放到你的嘴边。感觉它像是什么？觉察它的温度和其他的特质。

● 把水果放在你的嘴里，让它在舌头上停留。在开始咀嚼前等待片刻。你的嘴巴开始反应。觉察所有的感觉。

● 当你开始咀嚼时，觉察发生了什么。慢慢地带着觉察进行。觉察味道和咀嚼的感觉。让自己享受这个简单的饮食行为，缓慢地咀嚼和吞咽。

● 停留片刻，并开始发送慈心或悲心给自己。默默地重复这样的语句：愿我爱自己的身体，愿我关怀自己，愿我滋养自己。选择任何你觉得舒服和滋养的语句。

● 用第二个和第三个水果依次重复这个过程。看看每次你注意到了什么。让自己品尝食物并滋养自己。

● 当你准备好了，深呼吸几次，扭动手指和脚趾并伸展身体。看看你是否可以带着正念滋养的态度进入接下来的活动。

临床案例："愿我学会照顾我的身体"

　　Nancy 的整个生命都在和暴饮暴食斗争。50 岁的她已经尝试了几乎每一种著名的节食瘦身法——阿特金斯、南海滩、减肥中心——另外，她最愿意讨论流行的减肥食谱。事实上，她声称从 13 岁起她哥哥就叫她"胖子"，她一直在减肥。她已经试着通过催眠来减少她对甜甜圈和冰激凌的渴望，但是那起作用的时间并不长。在她喜欢的女性杂志上，她读到关于正念和减肥的一本书，于是报名参加了一个正念课程。她的指导者建议她也去进行个体治疗。

　　她开始和一个治疗师合作。当他们一起练习食禅时，Nancy 意识到她之前从没真正品尝过一颗蓝莓。她吃东西，就像她说的那样，"在自动导航下"塞满自己的嘴巴，甚至没有意识到自己正在吃。她开玩笑说，有时她甚至顾不上呼吸。

　　当她放慢速度并开始真正品尝食物时，她意识到在第三勺吃完后能够停止品尝巧克力脆皮饼干冰激凌。一旦意识到这点，她尝试在三勺后停下来而不是吃完一品脱。她开始放慢速度，对饮食习惯做出微小的调整：把五杯加奶油和三种糖的咖啡减少为一杯；三大杯的汽水让位给了水；外卖炸鸡、披萨、汉堡与大薯条更换为更健康的选择。

当 Nancy 把食禅作为日常练习时，她重复这些语句：愿我爱并照顾我的身体、愿我关怀我自己、愿我滋养我自己。她意识到大部分暴饮暴食是堵住她的情绪并自我安抚的方式。她开始谈到童年时期的性虐待，以及她通过增加体重的方式变得对虐待者不再有吸引力："我变得如此胖以致没有人想要我。"她觉得自己被弄脏了，大部分的生活都被玷污了。她感觉自己的身体是恶心的、令人厌恶的——她从中抽离不想要她的身体。当她和治疗师探索被凌辱的记忆时，她增加了这些语句：愿我远离仇恨、厌恶和遗憾。愿我远离童年的创伤。

把慈悲带到饮食中帮助 Nancy 重新找回她的身体，并开始从创伤中得到治愈。除了个体治疗，她还加入一个虐待幸存者团体。"我永远不会瘦的，"她说，"但是我拒绝永远吃下去直到让自己恶心呕吐。"

把慈悲带入生活

接下来的练习是由 Sharon Salzberg（2011）传授的行禅改编练习。我们在任何时间都可以练习，作为正式的慈心禅的补充，或当更多的正式正念练习可能无法应对的时候。

把慈悲带到日常生活中

- 开始时舒服地站着，找到身体的平衡并深呼吸几次，以集中和稳定你的内心。
- 接下来默默重复这些或其他的充满慈心的语句：愿我平安、愿我健康、愿我内心安宁、愿我轻松自在。
- 以一个舒服的步伐开始行走，随着你的移动说这些语句。如果你愿意，请与你的呼吸或脚步协调。当你走过人们或动物时，希望他们安好，默默地说：愿你平安、愿你健康、愿你内心安宁、愿你轻松自在。

- 没有必要告诉他人你正在做什么；只是当你经过时默默给予友善。不需要发送慈悲给每一个你经过的人。选择其中的一些人就好了。

- 如果这样感觉不舒服，或如果你正在经历困难的时刻，重新发送慈心给自己一段时间。然后，一旦你感觉准备好了，再次尝试发送慈悲给所有你碰到的生物——狗、猫、小鸟，甚至可以包括树木和花朵。

- 你可以带着这个练习进入使你受到惊吓的地方——高速公路、医生的办公室、飞机、电梯、拥挤的空间。如果你感觉不知所措，回到你的呼吸并发送慈悲给自己。

临床案例：恐惧比死亡更可怕

　　一个名叫 Carmen 的年轻教师来治疗她的极其严重的公众演讲恐惧。在讲课前她会有身体不适、颤抖和呕吐。对她来说，当众演讲比死亡更可怕。从童年时期她在一个学校的演出中战栗并哭着跑下舞台开始，这个恐惧一直在折磨她。她的内科医生已经开出了 β 受体阻滞剂的处方帮助她，但是她想寻找其他的方法处理这个问题。虽然她喜欢教学，但是公众演讲是一个如此大的阻碍，以致她考虑改变职业生涯。

　　在她培养了专注的基本技能之后，她的治疗师向她介绍了慈心和自我慈悲。当她开始对她的恐惧产生好奇时，她意识到她害怕被评价、被发现能力不足。她的父亲是个才华横溢的、专横的、多变的男人，在整个童年时代她都是被挑剔的——无论她做什么都不足够好，任何成就都会被嘲弄和贬低。Carmen 假设她的听众是一个严厉而又挑剔的父亲，会嘲笑和贬低她的每一句话。

　　治疗师鼓励 Carmen 尝试转换她内在的关于听众的信念。在开始演讲之前，她想象发送温暖、慈心和悲心给她课堂里的每一个人——愿你平安、愿你健康、愿你内心安宁、愿你轻松自在。在每次讲课前练习这些语句，帮助她理解她的恐惧归因于她与父亲的关系，且它们只是想法，不一定是事实。她开始更清楚地看到她的课堂——一些学生正在集中注意，一些正在发送短信，一些正在操作电脑（记笔记是她希望的），然而其他的正在睡觉。她让学生们顺其自然，并意识到，她可以进行她的演讲，无须将所有的问题都归结在自己身上。

慢慢地她开始熟悉她的学生，她的焦虑降低了。他们只是尽最大努力做最好的孩子，对自己的生活感到精疲力竭和不知所措，就像她曾经那样。Carmen认为她不必成为一个完全没有焦虑的演讲者。她觉察到在每一节课的开始，她的焦虑就开始升起，但是通过发送慈悲给她的听众，焦虑通常能在几分钟内平息。到学年结束时，她已经可以在没有呕吐和惊恐发作的情况下讲课了。

处理极度的痛苦

下一个练习是由许多指导者，包括 Jack Kornfield（2008）和 Paul Gilbert（2009a）教授的冥想练习的改编。当来访者难以发送慈心给他们自己时，这个练习特别有帮助。

慈悲的存在

● 开始时舒服地坐下，找到你的位置，让自己稳定下来。

● 用几分钟时间进入当下时刻，用呼吸、声音或接触点作为锚点。

● 想象一个安全宁静的地方——一座山、一个海湾或一个美丽的花园。让这个地方成为你的避难所和庇护所。让自己停留在此。

● 想象在你的前面有一个充满智慧和慈悲的人。可以是你最喜欢的老师、朋友或家人，也可以是一个精神领袖——或许是佛陀、摩西、耶稣、穆罕默德或观音、慈悲女神，甚至可以是宠物或别的动物。

● 觉察到你的所有疼痛或痛苦。想象这个人会说或做什么。他会说什么样的话？他会怎样安慰你？仔细地倾听和观察出现了什么。让自己接收到这个慈悲和智慧。

● 如果你的内心游离，把自己带回这个宁静的地方和这个慈悲的存在。感觉自己可以吸收一些他的慈悲和友善。

● 让这个地方成为你内在的一个资源。无论何时你需要支持或滋养时，你可以回到这里。

临床案例：与无常和解

Ian 来治疗处理他哥哥的自杀对他所造成的影响，他哥哥大部分的生活都在与心理疾病和成瘾行为斗争。他曾经尝试尽最大努力帮助哥哥，但是发现哥哥的要求令他不知所措且十分恼火，尤其是当 Ian 有了妻子和孩子的时候。

最困扰他的是哥哥在自杀几个小时前给他打了电话。当时他的孩子正在哭，Ian 缺乏睡眠，他碰巧没有精力去处理哥哥的事情。Ian 告诉哥哥他会打过去，现在太晚了。他因那晚没和哥哥讲话而不能原谅自己。他一遍又一遍地想搞明白他是否可以挽救哥哥。

当 Ian 参加正念课程时，他的内心充满了内疚和遗憾，以致他不能安静地坐下来。在治疗的开始，他不能发送慈悲给自己。他感觉在哥哥需要的时候他抛弃了哥哥。Ian 因没有介入、没有觉察到他哥哥那晚的绝望而责备自己。

虽然很明显 Ian 可以从自我慈悲中获益，但他的治疗师意识到他还没有准备好从那里开始。因此他先导入了接触点练习（见第四章）和给情绪贴标签练习（见第五章），并持续了几个月。这些简洁的语句——愿我和悲伤在一起，愿我为它留出空间——帮助 Ian 感到踏实并和他的情绪在一起。有时他只是标记，这就是悲伤。

在 Ian 对哥哥自杀多少有一些接受之后，治疗师才开始导入慈悲的存在练习。Ian 在一个有宗教信仰的家庭长大，与圣母玛利亚有情感上的联结。他想象圣母玛利亚在他面前发送关爱和理解。随着每天进行这个练习，他感觉她是一个可以理解他的痛苦的人。经过好几个月处理悲伤的治疗和进行正念练习，他的内疚开始减轻。他爱哥哥，几十年来已经为他做了那么多，那天晚上他没有和他讲话真是太可悲了，但是他没法知道事情是如此严重——那天哥哥看起来还不错。

为了对白天强烈的疼痛有帮助，他的治疗师向他介绍了一个非正式的被称为"放松、安慰和放下"的练习（Germer, 2009; Neff, 2011）。Ian让自己的身体放松，松开牙齿，松开无意中握起的拳头，并对他胃里的紧张呼吸，然后把手放在他的心口，接受他的痛苦。他对自己说：哥哥已经走了。让我接受这个事实吧，愿他安息，愿他远离痛苦。

在哥哥逝世一周年的纪念日，Ian的悲伤仍旧强烈，但是他意识到他不需要为哥哥的疾病、成瘾或死亡负责。尽管Ian从没读过诗，但一个朋友送给他一首Pablo Neruda的诗，这给他带来了一些平静：

或许地球可以教会我们

当一切似乎死亡

后来证明是活着的。*

为了纪念哥哥逝世一周年，Ian开始在一个社区自杀热线工作，他意识到即使不可以挽救哥哥，至少他可以学习帮助陷入绝望的其他人。

---

* Neruda, P.（1974）。保持安静。In *Extravagaira*（p.26）.（A. Reid, trans.）. New York: Farrar, Straus & Giroux.

正如Germer（2009）指出的那样，慈悲不仅仅是接受此刻正发生在我们身上的事情。是"当我们痛苦时接受我们自己……是全然的接受：这个人，这个痛苦，和我们自己对痛苦的反应"（p.33）。当我们培养慈悲时，我们其实是在培养对深层次的悲伤开放以及与之合作的能力。

其他人

有时我们最大的情绪挑战会涉及他人。我们都曾经为人际冲突伤神。当感觉被困在指向另一个人的消极情绪中时，下面的练习是有帮助的。一旦对某人的慈心已经建立，这个练习有助于改变我们与生活中难以相处的人的关系。首先从轻微难以相处的人开始，然后继续进入我们感觉更有挑战的人的练习是明智的选择。它可以用在朋友、同事、难以相处的老板或家人身上，也可以转变和不易相处的来访者的关系。

和难以相处的人共事

- 开始时舒服地坐下，通过声音、接触点或呼吸练习用几分钟时间稳定自己。

- 开始为自己发送慈心，用这样的语句：愿我平安、愿我健康、愿我内心安宁、愿我轻松自在。可以随意添加或改变对自己讲的语句。

- 如果难以从自己开始，可以从一个对其感恩的人或曾经给予你友善的人开始（就像之前慈悲的存在练习那样）。发送慈心给这个人，然后，几分钟之后，拥抱自己说：愿我平安，愿我健康，愿我内心安宁……

- 在你的脑海中产生一个曾经对你来说难以相处的人。不要从你生命中最具挑战的人开始，而是选择中度难以相处的人。发送慈心给这个人。

- 如果你感觉被淹没或有抵抗的情绪，回到呼吸或为自己发送慈心。如果你感觉非常沮丧，你也可以使用慈悲的存在练习。

- 慢慢来，在几分钟之后如果这个练习太困难，你随时可以停下来。即使只有30秒，也可以停下缓解我们的情绪。逐渐地增加你的时间，当你准备好了，尝试发送慈心给对你来说很具挑战性的人。

- 通过发送慈悲给自己来结束这个练习。看看是否可以带着这个态度进入接下来的活动。

临床案例：不可饶恕的背叛

当 Alex 发现她的丈夫有外遇时已经结婚十多年了。更糟糕的是，她丈夫外遇的对象是她的一个好朋友。她非常震惊，感觉生命的基础已经从身下被抽走了。

在离婚诉讼和监护权斗争中，她丈夫利用她的精神疾病史，认为她不够稳定，不能成为一个好母亲。她变得恐慌，担心会失去对儿子的监护权。在绝望中，她因试图自杀而再次住院治疗。"我永远不会原谅他，永远。"Alex 声称。

在他们儿子的高中毕业典礼上，她愤怒地面对她的前夫。许多年以后，她儿子宣布他的婚讯。他告诉 Alex，他想要她参加婚礼，但是她不能够当众大吵大闹。Alex 同意试一试。她已经努力治疗，也开始练习瑜伽。她把参加儿子的婚礼视为一个挑战。她不能够确保日常的练习，但是当一个朋友告诉她，她可以练习正念来帮她度过儿子的婚礼时，她被鼓舞了。"我需要尽最大努力做到。"Alex 说。

在学习发送慈悲给自己之后，接下来是一个曾给予自己帮助的人、一个朋友、一个中立的人和一个稍微难相处的老板，Alex 准备与她的前夫和解。从离婚开始已经将近 20 年，Alex 不想带着这些怨恨进入坟墓。当她开始练习时，她被回忆、悲痛、愤怒淹没。有时她难以忍受，于是回到观声音的练习，并发送慈心给自己。当她不能够坐下时，她会悠闲地去散步，喝一杯茶，给朋友打电话或和她刚刚领养的小狗玩耍。往事如洪水般涌来时，她用曾给予她帮助的人发送给她的慈悲安慰自己。

在治疗师的帮助下，Alex 第一次承认她的心理疾病使得她成为一个难以相处的伴侣。虽然她不能够原谅前夫的背叛和抛弃，但是她可以舒缓一些情绪。至少她的前夫曾经是一个可靠的、乐于奉献的父亲。在数月的准备和练习之后，Alex 焦急地期待着婚礼的到来。她花了许多钱置办新衣服，以使自己看起来尽可能地好。通过尽力在仪式上默默地给自己发送慈心的练习，她能够对她的前夫和他的妻子、她之前的朋友亲切友好。Alex 一直没有再婚，但她邀请了一个好朋友陪伴她参加婚礼，给予她支持。彬彬有礼地参加婚礼是一个巨大的胜利。"我永远不会宽恕我前夫的行为，但是至少我可以为我的儿子和他的新婚妻子做正确的事情。"

Siegel 和 Germer（2012）写道，慈悲有助于"培养对自己和他人的关照的态度，尤其是在痛苦中时，这反而让我们用较多的觉察和较少的反抗拥有一刻又一刻的体验"（p.11）。这正是它对 Alex 奏效的原因。

生命中不能承受之痛

自他交换（施受法）也就是藏传佛教的给予与接受的练习——被设计用来产生慈悲以及加强我们彼此之间的联结，是一个与强烈的痛苦情绪共处的方法（Chodron, 2001）。接下来的练习版本改编自 Willa Miller（2009, 2012）。它可以帮助来访者用强烈的身体或情绪痛苦作为与他人连接的桥梁，把症状转化为一个成长的机会。

与他人的痛苦连接

- 开始时用几分钟时间让自己安定下来。用呼吸、声音或接触点稳定注意，进入当下时刻。
- 把觉察带到痛苦的体验上，不是身体上的就是情绪上的。不要试图调整或远离它。看你是否可以融入这个体验。觉察你的情绪。看你是否可以在身体内找到这个情绪。
- 暂停一下，看你是否可以从这个故事的细节中后退一步。如果一个强烈的情绪升起——愤怒、忧伤、悲痛——带着温暖和慈悲觉察它。
- 深呼吸几次，并看你是否可以舒缓疼痛或痛苦。看看在你的身体或心灵上是否有任何抵抗，它是否也可以缓解。试着不要反抗或挣扎。
- 不要评判这个体验或你自己。让自己有各种各样的感受，即使它们难以忍受。
- 意识到你不是独自带着这些感受或这个体验。知道在这个世界有许多其他的人有同样的疼痛和痛苦。与其他的具有同样感受的人联结。在这个体验之前，你不理解这些人的痛苦，现在加深了你的理解。

- 让慈悲心升起，为你自己，也为所有的、有类似痛苦的其他的人。让你自己在慈悲中停留。随着减轻痛苦的愿望升起，对自己说：愿所有的生命远离痛苦，愿所有的生命体验和平。保持开放，与其他人有更深层次的联结。

- 看你是否可以让自己与其他遭受痛苦的生命之间的距离消失。愿意接受一个合而为一的广阔无垠的状态，让一切成为他们自己，不要尝试调整任何事情。停留在当下时刻的觉察中，让想法和情绪升起和消融，就像云朵在广阔的天空中变幻一样。

- 当你准备好了，深呼吸几次，伸展，扭动手指和脚趾，若眼睛是闭上的，请睁开。看你是否可以带着痛苦的普遍性的感受与他人相遇。

临床案例：忍受无法忍受的

　　Irina 在她唯一的孩子悲惨地死亡之后来治疗。她之前进行过正念修习，但是在儿子暴亡之后她不能进行，更不用说吃饭、睡觉或工作了。她已经休病假并尽力治疗。丧失是新近发生的，她还处在震惊的状态中，难以相信她的儿子已经真的去世。她试图了解他死亡的意义，但可能没有任何意义。"为什么是我？我做了什么应受这样的惩罚？为什么上帝惩罚我？"

　　在最初 6 个月的治疗中，Irina 经常尖叫和哭泣——她称之为"哭丧"。治疗聚焦于维持她的生命和尽可能地恢复功能。有一段时间，她认为她不能够活下去。她对正念毫无兴趣，她认为"太没有经验而不能够进入内心"，当她忧伤的时候，只是想要有人和她在一起。

　　在刚开始的时候，她不能够带着这个巨大的丧失坐下。随着时间的推移，她开始谈论正念，思念她曾经从练习中得到的舒适和内心踏实的感觉，但是想要一些"比较温暖"的东西而不仅仅是专注（止禅）或开放监控（观禅）。与他人的痛苦联结的练习起初只持续几分钟，接下来可以持续更长时间。在她强烈的悲痛中，正念告诉她——与失去孩子的人联结是产生意义的唯一做法。

在她儿子去世后的几年时间里，随着继续讨论、悲伤和冥想，Irina 开始在她的生命中看见了一个新的目标，她重新回到学校，学习并获得了一个咨询学位，她开始帮助其他在毫无意义的暴力行为中失去孩子的人。她从医生以及当地报纸援引的作家 Rachel Naomi Remen 的话语中得到了安慰（Koven, 2012）："是我们的创伤使我们能够对他人的创伤具有慈悲心。"（p.2）

Irina 发现 Sharon Salzberg（1997）恰当地总结了慈悲、痛苦和连接之间的关系：因为慈悲是一个开放的、丰富的和包容的心理状态，它让我们更直接地遇见了痛苦。通过直接的看见，我们知道在痛苦中我们不是孤立的，在痛苦中没有人需要感觉孤单。（p.32）

内部的达斯·维德[*]

当人们尝试我们一直在描述的慈心禅或悲心禅时，相反的反应通常会产生。矛盾是人性的一部分——因此当我们试图让心灵做一件事时，它往往恰恰相反。

关于精神病学家 Milton Erickson 有一个众所周知的故事。在一个养马场，有人拼命地让一匹马进入马厩，但是越是努力拉这匹马，它越是抵抗。Erickson 想出了一个新的方法：拉尾巴。结果那匹马狂奔进了马厩。

许多人发现，当他们尝试慈心禅和悲心禅时，消极的评判和缺乏爱心的、不友善的感觉产生了，既指向他们自己，也指向他人。要提醒我们自己和来访者，这些感觉都是正常的。这些练习的目的不仅仅是产生慈悲的感觉，以便使我们可以更多地接纳自己和他人，就像专注和其他的正念练习一样，它们也可以用来帮助说明头脑是

---

[*] Darth Vader，达斯·维德是电影中带有矛盾与悲剧色彩的人物。——译者注

怎样运作的，并帮助我们更充分地培养接纳的态度、觉察当下的体验。因此当我们觉察到内部的守财奴、达斯·维德，或其他我们的个性中未被探索的部分时，对这些说"是"。慈心禅和悲心禅也有助于我们觉察和接纳我们的阴暗面。

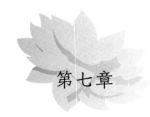

第七章

平静练习：平衡的心

真正的平静不是退缩，它是生活各个方面平衡的开放。

——Joseph Goldstein 和 Jack Kornfield（1987, p.201）

平静是在我们的生活中找到平衡。它是稳定的心态和基于理解的镇定，使我们和我们的世界中不断变化的风景在一起。虽然它是一个经常在冥想中心被探索的能力，但心理学界很少明确讨论它。对于临床医生来说，平静具有巨大的价值，因为无论在治疗室发生了什么，它能让我们更舒服地坐下。它使得我们能够更深层次地连接，而不是把所有东西都隔开或推掉。它帮助我们不被看到、听到或感觉到的痛苦淹没。事实上，职业倦怠或"共情疲劳"很容易降临在治疗师身上，这可能是共情没有通过平静和自我慈悲进行调节的结果（Siegel & Germer, 2012）。

在艰难的时刻，无论我们的情况怎样极端或困难，平静都可能为我们找到新视角提供希望。随着我们学会停留在当下并保持内心开放，我们的平静得到了发展。它不仅包括情绪调节的能力，也包括深深地接纳和放下防御的智慧。无论一个情境可能怎样痛苦或欢乐，我们学会带着平衡和开放的心态去问候体验，完全地"作为一个朋友"去遇见这个时刻（Boorstein, 2007, p.124）。当我们失去平衡的时候，我们可以重新回到中心，接受生活提供给我们的力量、灵活性和幽默感。Sylvia Boorstein（2011b）在她的汽车全球定位系统（GPS）中找到了平静的灵感，她注意到如果自己犯了错误，它从不对她生气。因此当她意识到她在亲密关系或临床实践中犯了错误时，她不再生气，只是说："重新开始。"

像接纳的其他方面（比如慈心和悲心）一样，平静也可以被培养。它扎根于凭借专注练习（止禅）和开放监控练习（观禅）培养的深刻的见解和清晰的观察之中。尽管有时它会被误解为冷漠或压抑情绪，它实际上指的是完全接纳我们的情绪，用聪明与智慧而不是恐惧和混乱来回应。凭借平静，我们培养对痛苦保持开放的勇气。它是一种稳定状态，有助于我们拥抱而不是抗拒改变。平静不是消极的、冷漠的或虚无主义的，而是植根于一个广阔的、能看到整个生命网的视角中。在佛教心理学中，平静被认为是梵住（梵天之居处）之一或心灵的无限特质，它赋予我们遇见真实的生命和清醒地活着的能力，正如冥想老师 Gina Sharpe（2011）所说，它是"我们最好的家。"

正如在培养慈心和悲心中看到的，我们可以运用简洁的语句培养平静，当我们失去立足点时，默默地重复一些语句可以帮助我们稳定情绪。其中我们喜欢的一些语句有：

所有众生都在他们自己的生命旅途中。
我关心你，但是我不能够掌控你的幸福或不幸福。
我希望事情是不同的，但愿我可以完全接受这一切。
无论我多么希望事情有所不同，事情就是这个样子的。

就像在其他的练习中一样，我们不试图强迫任何事情或让我们自己或他人体验任何特别的心理状态。练习的目的不在于对体验或意识培养特别的态度，而是和所有发生的事情在一起，用耐心和理解容纳它。

人们常常用大山的形象来描述平静。无论天气怎样，大山保持稳定和不动摇。正如 Goldstein 和 Kornfield（1987）所说的那样，"平静是在经历外在形象、内在感觉、精神属性的改变时，仍旧保持专注和不为所动的心的力量"（p.93）。

下面的练习对培养平静特别有用，灵感来自 Jon Kabat-Zinn（1994）。这个练习令人内心踏实和情绪稳定。我们发现其对正在经历抑郁或焦虑风暴席卷的来访者有帮助，尤其是当他们正经历一个具有挑战性的转变、一个巨大的丧失或疾病时。因为这个练习不依赖于专注或开放能力的积累，它可以在治疗的初期或之后无论何时需要平衡或洞察力的时候使用。

山禅

- 开始时舒服地坐下，花一些时间稳定和集中你的内心。只是和呼吸、声音、接触点或充满慈心的语句在一起。

- 想象一座雄伟的山峰，是你曾经看到的或用你的想象创造出来的，可以是单独一座山或山脉的一部分。当然，像所有的事情那样，这座大山会变化，但是在漫长的地质时期它变化得很缓慢。

- 想象你的身体正在变得像这座大山一样——稳定、坚固、静止。让双腿成为基底，双臂和肩膀是山坡，脊柱是轴线，头部是山峰。让自己变得集中、稳定、临在。

- 想象这座山随着季节变化。（你可以从当前的季节开始，然后缓慢地移动到其他季节。）在秋天，注意到它被金色的温暖的阳光和绚烂的色彩包围。渐渐地秋天让位给冬天，大山被强烈和狂暴的雾、雪、冰天气袭击。注意大山怎样仍旧静止、平静和稳定地度过暴风雨。

- 注意季节的交汇。在春天，积雪消融，鸟儿歌唱，动物回巢，漫山遍野的野花迅速成长。山间的溪流随着冰雪消融开始泛滥。

- 看夏天的大山，沐浴着阳光，平静、坚固、雄伟。除了最高的山峰，积雪已经消失了。在每一个雨季，云层覆盖着大山，然后被吹走，暴风雨突然出现和消失。

- 目睹这座山经历怎样的一天，开始时伴随着黎明的玫瑰色，然后是早晨的曙光、午后的金色阳光和阴影。注意将白天让位给色彩丰富的日落，最后到黑暗的夜空，布满了点点繁星，无边无际的空间穿越这个广阔的、清晰的天空。

- 看看你是否可以像大山那样坐着，平静稳定地经历天气、时间和季节的变化，让白天和夜晚自由来去，接纳变化，而不是抗拒。

- 把这些带入你的一天，允许生命的天气和季节自由来去。感觉你自己身心临在、情绪稳定、注意集中、内心平静，不被狂风暴雨、严寒酷暑、黑暗和光明、喜悦和悲伤所影响。让生命继续围绕着你展开。

正如 Kabat-Zinn（1994）的建议：

在我们的冥想中成为一座大山，我们可与它的力量和稳定相联结，并吸收之成为我们自己的。我们可以用它的力量支持我们带着觉知、平静和清醒努力遇到每一个时刻……我们的情绪风暴和危机，以及其他发生在我们身上的事情，特别像山上的天气。我们往往把问题个人化，但是它最大的特点是与个人无关……我们会逐渐了解到，比我们可能曾想到的更深层次的静默、平静和智慧恰好在风暴中。（p.139）

对许多人来说，山禅鼓励人们将对思维内容（不断变化的想法、情绪和想象的万花筒）的认同转变为对意识本身的认同。一个相关的隐喻有助于发展这个观点——想象内心就像无垠的天空。天空的内容总是在不断变化的，在不同的时间它可能布满云朵、阳光、雨或雪、日光或月亮和星星。尽管天空的内容是不断变化的，但天空本身永远不变。

临床案例：与诸神战斗

Victoria 是一个 50 多岁的女人，她来治疗是因为她感觉生活失去了控制。在她父亲去世之后不久，她了解到在她的生命早期曾与之战斗的癌症重新回来。在过去的一年，她丈夫被诊断为早发性阿尔茨海默症，并且他们 17 岁的儿子正在经历动荡的青春期。Victoria 想知道，她怎样可以在照顾她丈夫和儿子的同时坚持治疗并试图工作。"我只是想要一切回归正常。"她说。

Victoria 开始练习正念，她与自己和生活中的事件在一起时所产生的各种各样的情绪一起工作。首先她注意到自己对于父亲的去世、她的疾病和她丈夫的衰老的悲伤。她描述为像是正在被一辆"马克卡车"碾过："我认为我不能够应对所有的悲伤，太多了，我想我不能够忍受它，我认为我应该停止治疗。"Victoria 的治疗师帮助她缓慢地逐步进入这些情绪，一次体验一个情绪，这使她不被情绪淹没。当她感觉情绪"泛滥"时，她会回到坐着的感觉和当下时刻感到舒适的声音上。

随着治疗的进行，Victoria 被强烈的恐惧紧紧抓住，这些恐惧来自丈夫病情恶化后她失去了他的支持，以及对她自己健康和未来的不确定性。当她继续练习时，暴怒出现了："为什么这些发生在我身上？我一直做个好人。我在生活中一直讲道德。这是不合理的。"关于她的命运，她开始"与众神战斗"。她暴怒的强度吓到了自己，因为她从不认为自己是一个愤怒的人。于是治疗师建议她增加这个问题："我可以为这个愤怒腾出空间吗？"在那时她不可以，于是她把这个问题转变为"我可以为这个抗争腾出空间吗"，自我慈悲练习也有助于缓解她的痛苦。

Victoria 需要一个可以帮助她在医院治疗的过程中保持冷静的练习，当她"实在受不了"的时候可以使用。山禅成为了她的最爱——它帮助她自己感觉自己可以经受住生命中的暴风雨。作为一个非正式的练习，当她不能够坐下练习的时候，她运用冥想老师 Trudy Goodman（1999）教导的练习，对自己说，身体像是座大山，呼吸像是大风，头脑和心灵像是天空。Victoria 是一个喜欢徒步旅行和户外活动的人，大自然帮助她保持更广泛的洞察力。

你不能够阻止波浪

在 20 世纪 70 年代有一张著名的海报，冥想老师 Swami Satchidananda 身穿松垂的长袍，在波涛汹涌的海面上、在冲浪板上完美地保持平衡。标题是："你不能够阻止海浪，但是你可以学习冲浪。"接下来是一个针对冲动的冲浪练习。这是一个经常用来治疗成瘾行为的练习。我们也使用这个练习帮助来访者，当他们处于强烈的情绪波浪，比如愤怒、悲伤、焦虑，以及处于强烈地想吃、发生性行为或暴力行为的欲望之中时。运用这个练习时，最重要的是来访者有能力集中注意力和强烈的情绪在一起。在教授之前，也要核实来访者没有冲浪、划船或滑水的创伤。我们的一个同事曾经给一个团体教授这个练习，可是一个参与者开始惊恐发作，原来几十年前她曾经历过一次冲浪事故，这个练习激活了其未整合的记忆事件。如果这样的联想出现，转化为其他的隐喻，比如骑自行车经过山丘或坑洼，或者乘坐过山车也是有帮助的。

冲浪

- 开始时舒服地坐下，花几分钟时间用接触点、呼吸或慈爱的语句稳定自己的内心。
- 从回忆最近你做的不太合适的一个行为情境开始——进行破坏性行为或物质滥用、对某人喊叫、寻欢作乐或在艰难的情境或互动中消极回应。
- 注视这个情境，看你是否可以辨认出不恰当行为之前紧接的情绪。和这个情绪在一起，在情绪高峰前停下。尽力保持平衡。在呼吸中放松身体和这个体验待在一起，而不是与之斗争或抵抗。

● 当你观察这个事件的时候，注意情绪、想法和身体感觉怎样瞬间升起。看你是否可以和这个"升起"在一起，而不是战斗或屈服。看你是否可以驾驭你的体验的波浪。

● 用呼吸或充满慈心的语句作为冲浪板让自己保持稳定。"摇摆"和来回移动是可以的，因为你在试图寻找你的平衡。就像在驾驭一块真正的冲浪板，持续不断的微调是必要的，看你是否可以寻找到一个动态的而不是静态的平衡。

● 尽最大可能保持稳定，直到波浪开始消退和回落。在结束和重新回到你的一天之前，用几分钟的时间回到你的呼吸或接触点上。

临床案例：暴风雪中的防滑轮胎

　　Morgan 完成了在阿富汗的一次任务，遭受了持久的内外两种创伤，已经难以重新融入平民生活。她的家人，尤其是她 3 岁大的女儿很高兴她回来，但是她和之前已经不一样了。她被诊断为创伤后应激障碍，同时患有很严重的偏头疼、焦虑和失眠。她借助酒精来缓解疼痛。在她喝的酒越来越多之后，她的酒瘾更加严重，直到她因酒驾被拘留。在戒酒中心她学习正念。当她一遍又一遍地练习回到当下时刻的体验时，她注意到她的闪回变得不那么令人不安了。为了从她战争的记忆中疗愈并保持清醒，Morgan 也加入了个体治疗并开始参加匿名戒酒会（Alcoholics Anonymous，简称为 AA）。

　　疗愈是困难的，还伴随着频繁的复发。Morgan 认为她是一个失败者、一个糟糕的母亲，且是一个不幸的人。她担心她的生活被毁了。当她复发的时候，她的治疗师教她用慈悲而不是自我伤害的行为回应。她运用以下这些语句：这是一个艰难而痛苦的时刻。在我的痛苦中，我不是孤单的。愿我可以找到平衡。愿我可以找到智慧。

然后治疗师教她冲浪的练习。起初这对她来说是困难的，且她拒绝这个练习。治疗师并不强迫她。Morgan 和她的慈悲语句在一起，当她需要的时候就使用它们。然而，在放纵之后她感觉震惊，她愿意再次尝试。"我需要登上波浪的顶端，"她承认，"或者它会将我淹没。"通过学习跟随她的冲动，深思熟虑地回应而不是自动反应，Morgan 学会了驾驭困难时刻，知道它们终将过去。这帮助她意识到情绪不会永远持续。之前，当她处于困难时刻，她认为自己被困在一个"人间地狱"，永远不会结束。在治疗期间和在匿名戒酒会中，Morgan 学会了：不管有多少痛苦，她总有一个选择。

Morgan 练习"冲浪"，然后在当下时刻保持情绪稳定，她感觉自己不再有酒瘾了。"不久前的一天，我在一个购物中心转晕了。幸运的是，他们用小箭头让定位的地图告知'你在这里'。因此现在，无论何时我感觉迷失，我只是对自己说：'Morgan，你在这里。'"

她决定和女儿一起开辟一个花园，就像她的母亲曾经和她做的一样。她在当地社区花园租了一小片土地，并开始种植西红柿、黄瓜和容易生长的鲜花。最终她不再饮酒，而是走近这片土地播种、除草，然后收获。这个花园既成为她保持情绪稳定的方式，也是她生活的一个隐喻。"我知道我不能抹去已经发生的一切，但是我可以为我和我女儿做出好的选择。我可以种下新的种子。"

寻找宁静之地

下面的练习改编自一个禅师 2003 年在哈佛大学教的一个禅修。它用波浪下的宁静的隐喻来培养平静。这是一个适合在动荡时期，比如失业、生病、死亡或创伤时进行的练习，我们发现它对焦虑和抑郁障碍是很有效的。像山之禅一样，它可以供那些刚刚开始修习的来访者使用，再加上专注的技术它可以更有效。

因为这个练习可能重新引起人们对水的恐惧，所以在练习之前先与你的来访者核实一下，确定想象潜到水里不会令他感到不安。

停泊在暴风雨肆虐的海底

● 开始时舒服地坐下，深呼吸几次，用声音、接触点、呼吸或充满慈心的语句稳定和集中自己的内心。

● 想象一艘船停泊在深水港。这是一个宁静的、阳光灿烂的日子，水面平静。但是后来狂风突然出现。乌云滚滚，风和浪开始持续地击打这艘船。

● 注意到随着暴风雨的加剧，带来了狂风、倾盆大雨、冰雹和巨大的海浪。

● 现在想象你可以潜入到海浪下面，在一个带水中呼吸器的装备里，把你的注意带到海底的船锚上。让自己停留在这儿，注视着上面的狂风暴雨。

● 尽管狂风暴雨正在肆虐，看你是否可以在海底寻找到一些空间和安宁。

● 让自己停留在这儿，在狂风暴雨中寻找一个安静的、宁静的点。

● 当你准备好了，深呼吸几次，伸展，并慢慢睁开你的眼睛。当你重新回到暴风雨之中时，记得无论何时你需要的时候，你可以重新回到宁静之处。

临床案例：当治疗师需要平静时

Julia 是一个年轻的治疗师，曾经和 George 合作过几年。George 过去有冲动的行为和自杀的想法，并因此多次住院。他最近在失去工作之后变得抑郁，并担忧如何支付房租和日常开销。他几乎没有朋友，也没有家人的帮助。Julia 关心他，但他向她保证他很好，并且不会伤害自己。她相信了他。

第二天，当 Julia 查看信息的时候，她收到 George 深夜发来的一条信息。他告诉她他没有了生活目标，正在用酒喝下积攒下来的药片，在她接收到他的信息时他将会死去。Julia 立即采取行动，急匆匆地把 George 送到医院。在重症监护室，George 在生死之间徘徊，她能做的也只有这么多。

Julia 开始责备自己并怀疑自己的决定——"我怎么可以漏掉这点？为什么当他说他很好的时候我相信他？为什么我没有一个恰当的保障安

全的计划？"她的思维开始加速——"如果他死了将会怎样？我将被起诉。我会失去我的执照。我会蒙羞。我的职业生涯将会毁掉。我该如何生存呢？"

为了帮助自己停留在现在并处理自己的灾难性思维，Julia 首先尝试停泊在暴风雨肆虐的海底的练习。然后她练习在正念课程学到的语句：就在这一刻，没有什么，只是呼吸，此时此地。当她把自己带回来，她意识到 George 还没有死。为了帮助自己找到某种平衡，她转向之前在困难时刻曾给予她帮助的可带来平静的语句：虽然我想要事情是另一个样子，但事情本来就是这个样子。她也利用另一个平静练习，说：George，我关心你。你在你自己的生命旅程之中。尽管我可以尝试，但是我不能使你远离苦难。我不能替你做决定。

George 活过来了。他也被自己的自杀未遂惊吓到，被 Julia 为他所付出的努力感动。相应地 Julia 感到和他以及他的痛苦有了更多的联结。她为自己继续寻求咨询，他们一起参加每周一次的心理治疗小组，以便他可以得到更多的支持，她不会是他唯一的帮助来源。

治疗师的工作是不容易的，尤其是当我们接到高风险的来访者时。Freud（1937）谈到这一领域是一个"不容易的职业"，类似于抚养孩子和统治国家。正如在第一章所讨论的，我们从能够得到的最好的临床训练开始是很明智的。然后我们尽力建立好的治疗港湾：获取详细的历史信息，制订恰当的治疗计划并评估风险，创建必要的文档记录，并从经验丰富的同事那里寻求帮助。然而作为一个心理治疗师，在工作中存在不可避免的挑战，有合乎规范的咨询结构和辅助措施支持，比如为来访者提供的团体或药物治疗，当关注那些最脆弱的人的时候，我们更容易获得平静。

转向痛苦

另外一个帮助培养平静的方法是练习感受他人的快乐。这是一个当我们被羡慕和嫉妒控制时特别有用的接纳练习。我们可以将其用在那些正在经历关系冲突以及对他人有许多负面评判的来访者身上。然而，这不是一个初始的练习，当来访者有专注（止禅）、开放监控（观禅）和慈悲（慈心禅和悲心禅）的基础时，此练习的效果最好。

随喜的欢乐

- 舒服地坐下，花几分钟的时间稳定和集中自己。为帮助自己安定下来，从觉察声音、接触点或呼吸开始。

- 因为这个练习可以激起强烈的情绪，花一些时间进行慈悲的身体扫描或慈心禅练习（见第六章）。

- 把你的注意带到你在生活中做的比较上，觉察何时你认为某人更聪明、更有吸引力、更幸运或比你更成功。不要指责或评判自己，只是觉察这点。

- 选择一个人，可以从那个不会激起强烈情绪的人开始，想象他的生命中欢乐的源泉。看你是否可以理解这个人的幸福。默默地重复这些语句：愿你快乐，好运不会远离你。愿你的快乐不会减少。愿你的好运继续。

- 当你准备好了，试着理解一个既不喜欢也不讨厌的人的幸福。然后，当你感觉有动力时，继续理解一个难以相处的或令你备受挑战的人的幸福。

- 如果这是艰难的或让你感觉失去平衡，回到针对你自己的充满慈心的语句上。如果确实难以忍受，或许可以求助于慈悲的存在练习（见第六章）。要预料到这是一个过程，如果这是艰难的，不要担心。几分钟的练习就可以帮助你找到更多的平衡。

- 看你是否可以带着对他人的祝福进入接下来的人际互动中。

临床案例：寻找另一种方法

对于 Paulette 来说，这是一个艰难的十年。在与不孕不育斗争几年之后，她终于怀孕，但是在第三个月末，她流产了。生育治疗中，Paulette 的情绪很不稳定，在她流产后，她丈夫没有料到接下来她会极度地抑郁和悲伤，并且他最终会离开这段婚姻，去寻找一个"更轻松"、"更有趣"的人。在治疗中她一直在处理她的悲痛和丧失。

在绝望中，Paulette 收到了参加表姐孩子洗礼的邀请。她们之间存在亲密又竞争的关系。Paulette 的妈妈和姑姑逼迫她把自己的问题放在一边，为了她的表姐去参加洗礼。Paulette 不想去，但是她知道，如果她不去，她表姐将会极其生气且不会再和她讲话。"那么我呢？难道她们不关心我的感受吗？"她在治疗中问道。他们的家庭在上一代人之间有不和的历史，Paulette 作为一个社会工作者，不想创造另一个敌意、愤怒和仇恨的循环。

在治疗师的帮助下，Paulette 开始面对在她原生家庭里面看不见的痛苦。为了使这个练习更容易，治疗师也建议她开始对自己练习慈悲。因此，带着重新开始的勇气和自我接纳，Paulette 同意参加洗礼，但她依旧担心在仪式进行中她会情绪失控、失声痛哭。在治疗中，她愿意尝试"随喜的欢乐"的练习来帮助自己寻找内心的稳定感。她从生活中对其满怀感恩的一个人开始练习，然后过渡到一个好朋友、一个普通人，最后是她的表姐——对她来讲"具有挑战性"的人。在洗礼的那天，她妹妹和她一起去。意识到她不能看到可爱的婴儿衣服，Paulette 在她表姐打开礼物之前离开。在冥想课程中学到的一句话帮助了她：在这里就足够了。

看到她表姐洋溢着喜悦孕育生命是非常痛苦的，但是 Paulette 明白，她表姐未曾插手她自己的不孕不育或她婚姻消亡的事情。Paulette 的家族，甚至拥有他们的气质对她来讲是重要的，她不想在下一代保留这个对抗和竞争的传统。

Sharon Salzberg（2011）阐明这个练习怎样帮助我们看到，生命不是一个像打网球一样的零和游戏，在这儿你的损失就是我的收获：

> 培养随喜的欢乐易于使人意识到，他人的幸福不会从我们身上带走任何东西。事实上，在这个世界喜悦和成功越多，对每一个人越好。（p.149）

重新思考宽恕

"宽恕意味着放弃拥有一个更好过去的所有希望"（Kornfield, 2008，p.346）。我们常常认为，宽恕就是宽恕不可原谅的或应受谴责的行为，或遭到忽视的不公正。另一个理解它的方法，是在过去的创伤中为生命自由创造空间。我们不强迫自己原谅或否认我们曾被伤害或虐待；相反，我们尽力和我们未处理的愤怒或内疚进入一个不同的关系。在一个非常真实的意义上，我们做这个练习是出于对自己的慈悲。正如一位禅师说的：

> 如果你有敌人，并且你一直在回想他们——他们的错误、他们曾经做了什么以及你的委屈——你就不可能真正地享受任何事情。你吃不下、睡不好。为什么让他们满意？（援引自 Salzberg, 2011）。

通过练习宽恕，我们学会了放下和重新开始。

这不是一个初始练习。过早地导入它可能让来访者体验到失败的共情，感觉不被理解，或可能导致在第一章讨论的"灵性的回避"。因此如果一个来访者没有准备好，没必要强行推进。让它自然地到来。为了防止被严重滥用，这个练习可能只是在治疗的结尾使用或根本不用。最好尊重来访者的愿望而不是受治疗师的愿望驱动。如果来访者正在体验许多愤怒，通常最好的做法是首先应对愤怒，建立一些洞察力。对那些讨厌自己的人，从宽恕自己开始是不错的选择。

这个练习通常包含三个要做的部分：请宽恕你曾经伤害的人，宽恕你曾经做的伤害自己的方式，宽恕曾经伤害你的人。

宽恕：放下毒药

● 开始时舒服地坐下，深呼吸几次以回到当下。用声音、呼吸或慈心禅稳定和锚定你自己。

● 如果在任何时刻这个练习变得太紧张，自由地回到你的锚点。

● 用"对我有意或无意伤害过的任何人，我请求原谅"这个语句开始。伴随着人和事件的形象的产生，默默地说："我请求原谅。"

● 现在细想你曾经伤害和忽视自己的行为，并看看你是否可以放下对自己这些动作或行为的愤怒。对所有的、我曾有意或无意伤害自己的这些方式，我请求宽恕。

● 当你准备好了（不要匆忙或强迫；只要需要，你就可以和之前的步骤在一起），愿意宽恕曾经伤害你的人。不要期待立即的改变或疗愈。想象这个练习就像树立一个目标或播下一些种子。对那些曾有意或无意伤害我的人，我请求宽恕。如果你还没有准备好给予宽恕，试着用下面的语句替代：我愿意进行宽恕的过程。如果你感觉太强烈——如果愤怒、悲伤或悲痛的情绪升起且要把你淹没——只是回到锚点。

● 深呼吸几次，伸展，睁开眼睛。看看你是否可以维持宽恕的态度伴你度过你的一天。

临床案例："我永远都不会原谅她"

Heather 第一次来治疗是在她刚刚三十出头时，她因为无法与男性相处、事业及生活方面遇到问题而前来寻求帮助。短时间的治疗帮助她启动了她的生活。有些话题她不想讨论，尤其是她对于母亲的愤怒，她的母亲有许多风流韵事，且没有阻止其中一个情人对 Heather 的性侵害。"我永远不会原谅她，永远。"当治疗师试图带她进行宽恕时，Heather 拒绝并告诉他，他没有倾听她。"我说决不，明白了吗？"她怒气冲冲地说。此后不久 Heather 终止了治疗。

15 年过去了，Heather 回来进行治疗。她的母亲——一个乳腺癌幸存者——最近疾病复发，正在进行临终关怀。Heather 因她自己的癌症刚刚进行了手术。"我还是非常恨她，"Heather 说，"但是她没有多少日子了。"Heather 已经准备好转向"这个尖锐的要点"。

在她年轻的时候她曾经学习过冥想，甚至去印度和泰国旅行，部分是为了逃避母亲。宽恕是她曾经嘲笑的不适合她的练习。"或许是另一种生活，"她苦笑着说，"我想要公平。她应该受苦。她毁了我的生活。"Heather 意识到在她的慢性背部疼痛的身体中以及对朋友和同事的不信任情绪中埋藏着愤怒。

因为 Heather 还没有准备好宽恕她母亲，治疗师建议她从对她自己慈悲开始，然后逐渐走向对稍微难以应对的人慈悲，最后是她的母亲。几周之后，Heather 的愤怒开始慢慢缓解，她认识到她母亲没有接受过教育或技术培训，她的外表是她唯一的体现价值的物品和权力的来源。她开始理解母亲的绝望和破坏性的行为。

随着 Heather 情绪的缓解，治疗师指导她尝试向她曾经伤害过的那些人——前男友、她的姐妹以及别的朋友和家庭成员请求宽恕。她也看到她由于数年不规律饮食和过度的锻炼伤害了自己。Heather 从未意识到她对自己的身体是这么残酷，她曾经对她的朋友是如此苛刻和充满控制欲。

对于 Heather 来说，她母亲即将到来的死亡最终促使她试着去宽恕，希望有助于她从这个已经携带了大半生的"有毒的"愤怒中解放出来。尽管她母亲不能够为曾经的忽视和虐待道歉，但是 Heather 认为她已经完成了她的任务，并确信她不想在母亲进入坟墓时依然对她充满愤怒。"我母亲对我来说一直是一个复杂难懂的人，但是依然对她充满愤怒是毫无意义的。她有时是恐怖的，但也有甜蜜、有趣的时刻，并且她确实给了我生命。"

当遭遇巨大挫折时怎么办

下面的练习灵感来自 Joanna Macy（2012）。一些人可能因不相信而想要暂停；但是对那些可以接受它的人来说，在如实地观察事物的基础上，这个练习可以带来巨大的转变。我们已经在那些因为结束婚姻、失去孩子或其他自己爱的人、丢掉工作或因其他事故而导致生活崩溃的人身上运用。这个练习对那些在苦难中尽力寻找一些补偿价值的人特别有用。虽然对于极端的情境它是一个好的练习，但是我们把它作为一个为每天的失望提供洞察力的方式。在尝试这个练习之前，来访者最好在专注、开放监控、慈心禅和悲心禅练习上有一个坚实的基础。

接受挑战

- 开始时舒服地坐下，花几分钟时间用接触点、声音、呼吸或充满慈心的语句锚定。

- 聚焦在一个艰难的情形上，在其中寻找你自己。和你的想法、情绪和恐惧保持联结。觉察在你的身体上有什么样的感觉。让自己充分体验这些感觉。

- 如果可以的话，想象在你出生之前，你决定经历这些体验以帮助自己学习和成长。

- 想象你和关爱并关心你的充满智慧与慈悲的长者坐在一起。和他们讨论这些令你备受挑战的事情将会怎样帮助你获得新的技能？你会学到什么？你可以对这些事件说"是"吗？看看这个"一线希望"练习可以教会你什么。

- 和你对这些问题的答案在一起，用新的眼光看待这个困难。想象是你选择的这个处境而不是它强加在你身上，看看会发生什么。

- 想象你可以拥抱这些情形，作为一个发展新技能和新优势的机会。

- 当挑战在一天的其他时间出现，思考每一个挑战可能怎样成为一个成长的机会。

临床案例："我不能相信我失去了一切。"

　　Eduardo 是一个 60 多岁的男人，曾是一个成功的商人。许多年前，当他还是一个年轻人的时候，他开始经营自己的公司。他曾长期在晚上、周末、假期工作，在度假时处理公司业务。但是经济的下滑改变了一切，他被迫申请破产。没有收入来源，他失去了他的房子。Eduardo 变得极度抑郁。当他认为他已经被打击到底了，这时他的第二任妻子申请离婚，说他所有的爱已经投进了公司，这个婚姻也破产了。因为生意曾是他的全部生活，他很少有朋友或爱好。他觉得他快要被淹死了。当他的母亲——他最大的支持者和盟友被诊断为胰腺癌时，最后一根稻草也失去了。"所有的这些努力、这些奋斗，留下了什么？过去了，一切都过去了。"Eduardo 感叹。

　　Eduardo 的内科医生开始给他服用抗抑郁的药物以帮助他恢复功能。Eduardo 是个战士，想要重新开始。他在当地的冥想中心参加了一个叫做"在困难时代和不确定生活在一起"的课程，发现这对自己很有帮助。他随后参加更多的课程来帮助自己处理逐渐增加的焦虑。他开始治疗，去辨别什么地方做错了并探索如何继续向前。

　　Eduardo 的治疗师给他介绍了山禅练习，这有助于他找到情绪的立足点，但他想要更多。"我需要看到与现在不同的视角，"他说，"我想要把这个视角颠倒过来。"因此治疗师教他接受挑战的练习。Eduardo 想象自己在一群他曾经雇用的帮他重新规划生活的顾问专家面前。当他进行这个练习的时候，他意识到他的生意曾是一副手铐。"它让我有钱，"他说，"但是它并没有帮助任何人，现在一切都消失了。对我来说，这或许是一个很好的开始新生活的机会。"

最令人惊奇的事情

　　在杰出的印度史诗《摩诃婆罗多》（*Mahabharatha*）中，一位智慧的国王被请求指出世界上最令人惊奇的事情。他回答道："在整个宇宙中，最令人惊奇的事情是，在我们周围所有的人正在死去，且我们不相信它将会发生在我们身上。"（Salzberg, 2011, p.23）无论我们怎样努力，我们都不能够阻止我们的身体衰老和消失。它们遵循着自然的规律。这个练习可以帮助我们认真对待生存的现实。我们和来访者用这个练习来面对丧失——婚姻、孩子、父母、合作伙伴、朋友，甚至他们自己的绝症。这个练习可以通过视觉想象来做，也可以在外边散步的时候做。

所有的一切终将过去

- 开始时舒服地坐下，眼睛微微睁开或轻轻闭上，找到一个体面的姿势。用接触点、呼吸、声音或充满慈心的语句，花一些时间稳定和集中自己的内心。

- 想象一座美丽的花园长满了你喜爱的花朵——各种各样的形状、颜色和大小。这个花园可以是你记忆中的、你想象的或你最近看到的。

- 让自己在花丛中走动，觉察花的颜色、光泽和香味。觉察在不同的生命阶段的所有的花朵——一些刚刚萌芽，一些正在盛开，一些正在枯萎，一些已经死亡。同样地，注意所有的花朵——美丽盛开的花朵以及死亡的花朵和叶子，甚至那些已经被昆虫吃掉的花朵，只剩下它们的枝和茎。

- 注意在花园中，一切事情都有一个开始、经过和结束的过程。在你的生活中反省这个事实：所有的活动、所有的关系、所有的努力出现又消失。

- 如果你愿意，集中注意在某一朵花上。觉察花瓣的光泽、质地和香味。当蜜蜂和蝴蝶来喝花蜜的时候注视它。明白明天或将来的某一天这朵花将会枯萎和凋谢。

- 让自己在花园中休息，欣赏美丽、珍贵和稍纵即逝的一切，明白这就是生命的本质。

- 深呼吸几次，伸展，并回到你的一天。看你是否可以带着对无常的觉察进入接下来的活动中。

临床案例：随它去

　　Lily 在 70 多岁的时候来治疗。她曾在 30 多岁时被诊断为癌症，在过去的几十年中有过几次复发。现在她走到了终点。她的医生不敢相信她仍旧活着。除了她脆弱的健康，Lily 仍旧是一个漂亮的用快乐生活感染他人的人。她年轻的时候是一个演员，现在拥有了许多关于戏剧、旅行、她的爱人和她的"狂野而又疯狂的"冒险的故事。先是因为孩子，然后是癌症，结束了她的职业生涯，但她在中年时把绘画和园艺作为创造力的出口。她获得了一些艺术上的认可并自豪地说在当地的一个画展上有她的水彩画。

　　Lily 还没有对死亡做好准备。她不想离开她的丈夫，他最近经历了一次心脏病发作。她担心患有双相情感障碍的女儿。Lily 帮助女儿抚养她 7 岁大的外孙女，当她女儿病得太严重，不能够抚养孩子的时候，Lily 常常照顾外孙女。"我不可以离开他们，"她说，"但是我太累了。有时我几乎不能够下床，尤其在化疗之后。"

　　她是禅修的新手，但发现那对她是有帮助的。专注练习可帮助处理医疗过程中的不适。当她痛苦的时候，她练习给情绪贴标签，因为担心无法入睡而进行自我慈悲的练习。"我的漂亮的身体，你正在尽力做到最好"这些语句可以帮助她接纳身体正在衰弱的现实。当因为"化疗脑"她难以集中注意的时候，她主要依靠心理学家 Jan Surrey 教的非正式练习同步呼吸和一些简单的语句来集中注意，如"吸气，进入；呼气，放下"。

　　只有当她可以使女儿进入一个良好的、支持的治疗中，她才可以最终放下。"我不想放下，"她眨了眨眼睛，"因此我认为不必如此紧张地坚持着。"在这个阶段，最让她平静的是一个古代修行的改编练习，在这个练习中，修行者观想身体的衰老和死亡，经常在"停尸场"的死尸中练习（R. D. Siegel, 2010, p.304）。作为这个静观的部分，反思在死后 100 年还有什么留下来。尽管这是一些令人不安的想象，它们被认为是可以让我们正确地看待生活的"妙药良方"。

最后，Lily 决定停止每周的化疗，她意识到自己过着丰富而又充实的生活，她已经累了。她的家庭没有她也可以向前。Lily 说："我遵循自然的规律；这是生命存在的方式。没有人会永远活下去。"

Salzberg（1995）写道：

喜悦的镇定和不为所动的心灵平衡，就是我们称为的平静，它就像地球一样。所有的事物都被投射在地球上：美丽的和丑陋的、可怕的和可爱的、常见的和非凡的事物。地球接受所有的事物并静静地维持它自己的完整。

平静练习让我们培养一个像大地一样深沉、像天空一样宽广的视角。它给予我们洞察力去理解生命的复杂和珍贵。让我们智慧地生活在宇宙并走近"我们最好的家园"。

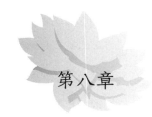

第八章

使正念易于走近治疗

禅修不只是适合于有天赋或已获得平静的人。你不需要成为静坐高手；你不需要等到你不再疯狂或已摆脱咖啡因……你可以现在开始。如果你可以呼吸，你就可以禅修。

——Sharon Salzberg（2011, p.14）

我们坐在教堂地下室一个狭窄的房间的一盏刺目的荧光灯下的桌子周围。带着耳洞和纹身的男人和女人们专心致志，内心充满了希望。他们一直在和无家可归以及成瘾行为斗争。他们现在居住在一个避难所里，尽力过上没有毒品或酒精而富有成效的生活。为了他们的康复并寻找能够防止复发的工具，他们请求一个社工组织给他们上一个正念冥想的课程。

我们怎样尽可能地最大范围的使来访者接受正念？可能会有什么样的挑战？该怎样巧妙地应对？我们怎样对那些难以集中注意或生活混乱的人教授正念？正如之前讨论的，有许多导入正念的方法，且采取的形式依赖来访者的需要和能力。在这一章，我们探索在住院或门诊设置下，对个人和团体怎样导入练习，可以使第一眼看起来像是贫穷的人可以从中获益。我们将会明白没有必要把所有的来访者变成虔诚的禅修者，可以调整练习然后将之呈现给他们，因此实际上任何一个人都可以运用它们，在他的生活中找到平衡、友善和满足。

怎样开始

人们因为各种各样的原因寻找正念。就像在避难所的男人和女人介绍他们自己时，他们感觉被淹没、迷失和充满担心。许多人一直在和抑郁、焦虑以及无家可归和成瘾行为作斗争。一些人也是身体和性虐待的幸存者。在这个小组中没人有任何禅修经验，且一些人对禅修存在预料之中的怀疑。

活在当下

治疗师：今晚和你们在一起真的很好。谢谢你们告诉我一些关于你们自己的事情。因为这对大家来说是全新的经验，我会让这个练习简短又简单，每次只做3～5分钟。在每一次练习之后，我们有机会聊聊你体验到了什么。如果你有疑问或困难，请让我知道。这些练习不是通用的，我们可以对它们微调以便适合你。我们做的第一件事情是一个叫做"活在当下"的简单练习。

● 开始时尽可能舒服地坐着。你可以轻轻地闭上眼睛或让视线静静地停留在地板的一个点上。

● 花一些时间停留，清空你一天的思绪。

● 当你准备好了，看看你是否可以找到一个体面的姿势。你可能发现自己坐得更直，但放松、不僵硬。通常，当事情艰难的时候，我们就忘记了我们基本的尊严、我们的善良、我们的才智。看看你是否可以在自己身上感受到这些。

● 现在，只是觉察你正在坐着。你在这里，在这个房间。开始倾听房间的声音。这是一个简单直接的进入当下时刻的方法。只是倾听。看看你是否可以用你的全部身心倾听。

- 你不需要做任何特别的事情或强迫任何事情发生。只是让自己安定下来，只是觉察房间里的声音。时钟的滴答声，加热器的轰鸣声。让这些声音成为你注意的焦点，我们称之为锚点。

- 如果你内心游离进入对过去的追悔或对未来的担心，没有关系。这正是内心会做的。只需要回到房间里的声音，活在当下。

- 不要批评或打击自己。如果你做了，只是再次开始，只是倾听。

- 我们的内心是如此繁忙，跑来跑去像是一只欣喜若狂的小狗。你只需要温柔地把自己带回房间重新倾听声音。

- 如果你分心了，没有关系……只是再次开始。你没有做错任何事情……你没有搞砸……轻轻地温和地让自己重回这个房间。

- 当你准备好了，扭动你的手指和脚趾，伸展并睁开你的眼睛。

"那对你来讲是什么样的？"

当要求反馈的时候，小组的几个成员都迫不及待地想要分享他们对正念最初的体验，并十分明确有力地表达：

Ramon：我认为正念冥想的时候应该让头脑一片空白。但是我不可以停下来思考。你确定那是可以的？

治疗师：是这样。事实上，觉察内心不断地游离以及不停地思考是重要的第一步。你可以把它重新带回到声音吗？

Ramon：可以……

治疗师：那么这是好的做法！

Crystal：当我听到钟表的滴答声时，它恰好提醒我所有我必须要做的事情。我和它在一起，现在我感觉更好了，少了一些烦扰。

Shakira：我一直在走神，"我为什么做这个？我是在浪费时间吗？"但这是一个好的停止，即使只有一两分钟。我现在感觉更安宁。

Kayla：我惊讶我是那么紧张。我意识到我正在握紧拳头，咬紧下巴。哇，我不知道！

不足为奇，一些组员是安静的且看起来无动于衷。Anita 看墙上的海报没有说任何事情，Charles 从小睡中醒来。不是每一个人都喜欢某个特定的正念练习。

你不需要坐下

人们通常难以长时间坐下来，尤其是刚刚开始练习时，摒弃禅修必须以任何特别的姿势进行的想法通常是一个好主意。

立禅

治疗师：与普遍的看法相反，你可以以任何姿势练习正念：坐着、站着、行走或躺下。正念没有什么古怪的地方，只是带着友善的态度觉察当下时刻。当你在做的时候，知道你正在做什么。让我们一起来尝试。每人举起一只手并扭动自己的手指，你知道自己正在扭动你的手指，就是这么简单。（小组成员大笑并向彼此挥手。）正念是当你体验它的时候知道你正在体验什么。在你们的介绍中，你们中的许多人说感到不知所措，想要在生活中更专注和头脑清醒。你需要更多一点牵引力，就像冬季在暴风雪中防滑专用的花纹轮胎。下面的练习可以帮助你感到更安定。让我们所有的人站起来一起尝试这个练习吧。

● 伸展身体一分钟然后感觉你的脚底。只是注意你的脚在地面上的感觉。

● 如果你愿意，你可以跺脚制造一些噪声。

● 你可以将你的身体向前向后移动，然后从左边到右边，让自己感觉与地面牢固的坚实的连接。

● 看你是否可以找到平衡，进入自己身体的中心。尽力把注意力放在你的脚上。

● 现在做几次呼吸，知道你正在站立，体验它，享受这个过程。感觉你的脚底。

● 你不需要做任何特别的事情，只是不断地把注意带回到你的脚在地面上的感觉。让自己感觉踏实。

● 如果你的思维游离，开始分心，没有关系。只是把你的注意重新带回到脚底。

● 一些人喜欢感受他们脚下的土地与他们相遇、支撑他们的感觉。如果你喜欢，可以随意地去尝试。让自己锚定、坚定。

● 如果你开始思考其他的事情，没有关系，你没有做错什么，你没有失败，内心只是在游离，这不是什么问题。

● 如果感觉舒服，把注意带到整个身体上。觉察任何紧张或不舒服的地方，并让这些地方变得柔软。觉察你身体的何处是放松的。不需要强迫任何事情发生，只是没有评判、带着友善的关注问候它。让自己在你的身体待一会儿。

● 当你准备好了，扭动你的手指和脚趾，伸展身体，并回到你的座位上。

"如果你从未活在当下过，怎样和你的当下联结？"

再一次，治疗师要求讨论。时不时进行体验的分享反馈是重要的，尤其是对初学者而言。这个小组的成员看起来很高兴，原来正念不只是安静地坐着。

Tomas：我喜欢跺脚。我以为一切都要保持沉默。它帮助我释放了一些紧张并清醒了一点儿。

Crystal：我只是喜欢我的脚在地面上的感觉。

治疗师：太好了！有人想出了一些在日常生活中可以运用的方法吗？

Crystal：嗯，我刚刚开始一份新工作，做服务员非常有压力，特别当顾客粗鲁无礼的时候。当我快要崩溃的时候我可以尝试感觉我的脚底。

治疗师：你不可能立即不再崩溃或不再经历艰难时刻，但你可以运用这个工具帮助你回到当下。

Shakira：当我等公车担心会迟到的时候，我可以尝试这个练习。

治疗师：关于这些练习最大的优点是它们是非常方便的。在任何地方你都可以练习。

Charles：这是一堆屎。如果你从未活在当下过，怎样和你的当下联结？

Crystal：嘿，Charles，这就像他们告诉我们的 12 步程序。每个人都如此。

治疗师：只是记住，这些是我们所有的人都可以学习的技巧。就像打篮球或骑自行车，需要练习，但每人都可以学会，即使在童年我们从未学过这些。那是因为我们中的许多人从没练习过。

Charles：（耸耸肩，看起来相当不服气。）

寻找呼吸

就像在第一章讨论的，把注意带到腹部、胸腔和颈部，传统的禅修用呼吸作为对象，这对许多来访者来说是个问题。然而呼吸作为觉察对象是特别方便的，因为它总是存在。这是一个无危险的、导入聚焦在呼吸的练习方法，不会带来令人感觉危险的想法或情绪。

感觉三次呼吸

治疗师：许多冥想课程通过教你集中注意在你的呼吸开始。一些人发现它是一个有用的工具。然而，如果你有哮喘或其他的呼吸系统疾病，这个可能不太适合。经常感觉焦虑的或经历创伤的人也会感觉不舒服。但是因为这个练习只是三次呼吸，所以它是相当安全的尝试。如果它不适合你，只是倾听声音或感觉你的脚底。

记住，无论你在哪里或正在发生什么，你总可以感觉到你的呼吸。我的冥想老师Trudy Goodman教我一个只用三次呼吸改变我的心理状态的方法。让我们尝试这个练习，看看你觉察到了什么。

● 舒服地坐下，找到一个有尊严的姿势。只是集中注意，知道你在这儿，你正在坐着。

- 当你准备好了，把注意带到呼吸上。让自己充满好奇。通过什么你知道你正在呼吸？有时是胸腔的起落，有时是腹部的扩张，有时是鼻孔里的气息。观察何处你觉察到的呼吸最强烈。
- 注意你的吸气，当空气充满你的身体时，感受这个感觉，然后注意呼气。
- 你不需要强迫或控制它，没有什么是错误的，只是感觉你自然的呼吸。
- 觉察下一次吸气，注意所有的感觉，然后觉察呼气。你可以把一只手放在你的腹部以帮助你感受呼吸。
- 呼吸是你的伙伴，从你出生直到死亡它一直和你在一起，看你是否可以停留在呼吸上。
- 用你全部的注意和觉察感受第三次的吸气和呼气，让呼吸成为你的一个朋友。
- 让自己停留在那儿一会儿，活在呼吸的当下。让这成为一个资源、无论何时你需要都可以回来的一个避难所。
- 当你准备好了，扭动你的手指和脚趾，伸展，如果眼睛是闭上的，请睁开。

"你注意到了什么？"

几乎每一个练习都会有一系列的反应，且没有一个练习对每个人都是有吸引力的。

Crystal：我一直有哮喘。我讨厌回想我的呼吸。

Ramon：我喜欢这个练习。我感觉更平静了，一点也不分心。

Shakira：我喜欢在任何时间或任何地点都可以感觉自己的呼吸的想法。

Tomas：我喜欢它是如此的简单，其他的人不需要知道我正在练习正念。

治疗师也教给这个班级的成员一个来自 Thich Nhat Hanh 禅师的、在日常生活中可以运用的呼吸练习的变体："吸气，我知道我正在吸气；呼气，我知道我正在呼气。"这个团体尝试这个练习 1 分钟后的反应：

Kayla：我更喜欢站着。

Charles：我想呼吸就可以了。

Anita：我更喜欢躺着放松。

所有的这些反应都是可以的。不存在所谓正确的练习方法。治疗师的目的是帮助人们感觉更有活力和存在感，如果可能的话，帮助他们找到一个与他们产生共鸣的练习。这通常涉及大量的试验。

增加些友善

许多不愿意尝试禅修的人通常有许多负面的评断，对他们自己、对别人和对禅修。一些人对于一些帮助减少批判倾向的简单练习反应很好。

愿意接受友善

治疗师：今晚我想和你们探索的最后一个练习是慈心禅。有一个古老的谚语说，我们找遍全世界，也找不到比我们自己更值得我们爱与慈悲的人。有时我们不认为自己值得友善和关心。通常当事情糟糕的时候，我们认为我们需要通过批评自己来改变，激励我们自己，但事实上相反。我们对友善比对批评的反应更好。这个看起来可能难以置信，当然可能你不是在这种方式下被抚养长大的。我们经常认为自我放纵是善待自己，不是这样的。对自己慈悲可以帮助我们渡过艰难时期。

● 开始时舒服地坐下，眼睛微微睁开或轻轻闭上，找到一个有尊严的姿势。给自己几分钟时间安定下来。

- 让自己头脑清醒，或通过觉察声音、你的脚底或你的呼吸重新与当下联结。
- 想起曾经友善对待你的一个人，可能是祖父、祖母、一个老师、父亲、母亲、一个兄弟姐妹或一个朋友，甚至可能是一只可爱的宠物，比如一只狗或猫。
- 让自己体会这个友善，这个温暖。看你是否可以吸收它。想象这个人、这个存在，用温暖和理解、友善和慈悲的目光凝视着你。
- 想象这个人在为你祝福，给你发送祝福，可能说这些话：愿你安全和被保护。愿你健康。愿你生活在友善和慈悲中。
- 看你是否可以接收这个关心和友善，接收这个人对你的关照。
- 花一些时间，看看你是否可能需要听到其他的语句。有时在康复期的人们喜欢这些话：愿你友善地对待你的身体。愿你学会爱和接受你自己。愿你宽恕你自己。
- 如果愿意，你可以简化这些话，用它们作为帮你稳定的资源。你可以只是说：安全、被保护、健康、友善、慈悲、宽恕。
- 当你准备好了，呼吸几次，扭动你的手指和脚趾，伸展，然后睁开你的眼睛。

"什么因你而来？"

慈心禅常常给人们带来强烈的反应，这个小组也不例外。

Crystal：我在尽力学习不再因我所犯的错误而憎恨自己。孩子，你搞砸了！

Ramon：我喜欢宽恕自己并重新开始的想法。那很好。

Shakira：没有太多人曾经友善地对待我，但想起为数不多的、曾经友善地对待我的人是很好的。

Charles：它对我不怎么起作用。

治疗师：有时当我们做这个练习的时候，我们没有太多感受。有时我们甚至感觉悲伤或愤怒，不过没关系。我们练习慈心，就像播种。我们正在表达对自己友好的意向，即使我们现在没有感觉到它。

Kayla：我喜欢一些语句，但是当我需要它们的时候我怎样可以记起来？

治疗师：我有一个带有这些语句的讲义，等会儿课程结束时我会给你们。一些人把它们写在小卡片上并随身携带，作为一个提醒。像今天我们做的其他练习一样，这个友善的练习也是便于使用的。你可以在醒来、行走、开车、坐公车、工作、面对难以相处的人、在冲突中的时候做这个练习。在艰难时刻运用它，那通常是你最需要的时候。你们知道，我和一个同事教自我慈悲的课程，我们讲的其中一件事情是"为什么不给你自己应得的友善和爱，不要指望在日常生活中从他人那里得到，即使是那些爱你的人。"所有的这些练习是你可以学习的技术。它们可以让你的生活发生巨大的变化。

我们今天的时间到了。这是讲义。再次感谢你们邀请我和你们交流。这是非常愉快的。

"有一个龙卷风在我的身体里"

就像在第一章讨论的那样，给那些特别脆弱或易受伤害的人导入正念练习的时候，持谨慎小心的态度是明智的。但就算是有很严重的精神障碍的人，他们在世上生活有极大的问题，也可以从深思熟虑后导入的恰当练习中获益。比如我们曾经将正念练习介绍给一个住院的、有严重精神疾病的妇女 Ximena。

Ximena 的儿子发现，他 60 岁的母亲蜷缩在厨房桌子下面颤抖和哭泣。她已经不能照顾自己。她对住院的病房早已不陌生；她长时间患有精神疾病，需要频繁住院。过去的一年特别困难。她最小的女儿怀孕了，但在帮派斗争中被杀害。女儿死后，Ximena 不能工作。大多数日子她躺在床上，辗转反侧和哭泣："他们杀死了我的孩子，他们杀死了我的孩子。"她停止吃药，担心那是毒药。进医院的时候，她显示出精神病的临床典型症状——幻听和幻视。

在将正念介绍给住院的精神病患者或解离性障碍患者时应特别小心。我们的一个同事曾经尝试对一个高功能且看起来稳定的来访者导入一个看起来相当简单的稳定情绪的觉察双手的练习。在练习30秒钟之后，来访者疑惑地看着他的双手并问："但是我怎样辨别这些是我的手还是我妈妈的手？"有时事情并不那么简单。

在导入一个练习之前，我们通常把它作为一个如果来访者感觉不舒服就可以停下来的试验。接下来，如果来访者的状况确实越来越糟，我们要尽最大可能避免任何的责备或羞辱，来访者可能会感觉到，这并不意味着自己"失败"。只是意味着这个特定的练习在这个时候不是特别的合适。

作为一个住院病人，Ximena每天接受个体治疗。一天早晨，她走进办公室，看起来衣衫不整而且充满恐惧。

"有一个龙卷风在这儿。"她惊恐地说。

"不，Ximena，"她的治疗师冷静地说，"这里没有龙卷风。你在医院。"

她看着治疗师说："在这个地区有一个龙卷风，它进入了我的身体。"

治疗师迅速意识到了自己的错误。她误解了Ximena的潜在意思。她停下并呼吸了几次。治疗师意识到她感觉焦虑和沮丧，并不知道怎样帮助她，她想要调整自己的状态。

"是的，"她的治疗师说，"最近有一些相当强烈的风和一些非常严重的风暴。你一定感觉像是在龙卷风中间。"

Ximena感觉被理解了并开始哭泣，起初是安静地流眼泪，然后是深深地抽泣。治疗师静静地和Ximena坐在一起，不说什么，也不去解决任何事情。她知道在那个时刻她可以提供给Ximena的是她的存在和她愿意和Ximena一起沉浸在悲伤中。她自己的正念练习帮助她停在当下。

在住院期间，Ximena 的精神状态起起伏伏。一天早晨她陷入了苦恼，并告诉治疗师狼在攻击她，把她从内部撕裂了。治疗师说那一定很恐怖，在了解发生在她身上的事情后很难感到安全。

再一次 Ximena 哭诉说："我感觉我正被活活地吃掉。"她的治疗师和她静静地坐在一起，只是和她的悲伤一起存在。

导入身体的觉察

由于药物治疗和医院的安全氛围，Ximena 的幻觉减弱，她开始再次吃药。当她稳定下来且已培养了良好的治疗联盟时，她的治疗师问 Ximena 是否可以一起尝试一个或许能带来清醒和舒服的练习。如果她不喜欢，她们可以随时停止。她同意了。

她们站在一起，治疗师要求 Ximena 只是感觉她的脚底。她是否可以感觉到脚底的地面支撑着她？她可以。

"在你的体内，你可以感觉到存在感吗，哪怕只是一点点？"治疗师问。

"我不知道，"Ximena 说，"那是什么意思？"

"这是一个很好的问题。这很难用语言来回答。让我们试着前后上下摆动我们的手臂，每次一点点。看看你是否可以感觉到，只是感觉你的手臂，不要停下。检查在你的身体里有什么地方让你感觉稳定和安全？"

Ximena 点头："我的脚。"

原来 Ximena 曾经是一名运动员，年轻的时候喜欢和弟弟踢足球。

"好，让我们一起来工作吧。试着踢你的脚，就像你将要踢球那样。"

"现在我感觉到它了。"她欢快地说。

这是治疗师第一次看到 Ximena 微笑。"和它待 1 分钟，只是感觉你的双脚。"治疗师建议道。

在接下来的会谈中，Ximena 和治疗师继续谈关于她女儿死亡的话题，预留会谈的最后 10 分钟进行简短的正念练习。她们练习觉察身体感觉以帮助 Ximena 回到当下时刻，尤其是当她被触发的时候。另外练习觉察手臂和双腿，她们尝试沿着长长的病房走廊行走。"当你走路的时候只是感觉你的脚，去体验这个感觉。每次感觉只是一点点就很好，只是轻轻地触及这些感觉。如果愿意的话，你可以摆动你的手臂。"

当 Ximena 不适合坐下来冥想或闭上眼睛进入内部体验的时候，她享受这个改编的行禅。当她每次带着少许觉察进行练习时，她可以忍受甚至享受这个体验。这个练习帮助她停留在她的身体和当下较长时间，增加了 Dan Siegel（2010）所说的"容忍区。"当她感觉狼或风暴再次出现的时候，她会提醒自己："感觉你的脚底。只是行走。感觉你的手臂。感觉你的双腿。"随着日复一日的练习，Ximena 获得了一些稳定性和弹性，并发展出安慰自己的能力，当被记忆或过去的创伤劫持的时候，她可以回到当下时刻。她学会当发现自己"溜走"时把自己带回并说："这里，让我在这里。"正念的话语帮助她停留在当下，而不是沉溺在创伤的记忆里：如果现在没发生，那就没有发生；那是那时，这是现在。

"我们不是孤单的"

另一个令 Ximena 产生共鸣的非正式练习是自他交换法的简化版（见第六章及附录）。在这个版本中，她会回想起在她社区里所有的因暴力失去孩子的母亲，或失去所爱的人的家庭。她会意识到他们的丧失，暂停，然后呼吸。当她呼出时，她会对这些家庭和周围遭受巨大损失的他人发送友善和理解。然后她会低声地对自己说："我们并不孤单。"

几周之后，当她准备回家时，Ximena 总结了她所学的东西："当我失去孩子时，它不是我可以改变的事情。她是我身体的一部分，也是我失去的未来。我每天都想起她，但是我有其他的孩子，他们需要我，生活还在继续，我不能只是躺在床上。"

没有什么奇怪的

迄今为止的例子表明，许多正式的冥想练习可以为那些不想练习冥想或最初看起来不适合的参与者进行改编。练习甚至可以整合进治疗，成为正在进行的互动的一部分。在下面的例子中，我们的一个同事简化了 Joan Halifax（2008）教的一个冥想，并将之改编为来访者可以睁开眼睛探索的一个对话。

"我会和你说，"当 Loretta 坐下初次会谈时她发出警告，"但是答应我，没有什么奇怪的，我不会闭上我的眼睛。"

她的治疗师微笑着回应："没问题。我们可以睁着眼睛做治疗。"

"好，"她放松一点回答，"我在一个虔诚的基督教家庭长大，我不会说任何新时代的废话。"

这是个直率的、不拖泥带水的 50 多岁的离婚女人，Loretta 的内科医生让她过来治疗，认为正念冥想可以帮助她应对压力。她担任制药公司的销售代表，需要经常出差。Loretta 曾感到心悸且正使用非处方药帮助睡眠。她也正在和肥胖做斗争，她声称这是一个失败的战斗："我喜欢我的酒、我的糖，以及我那些令人舒服的食物。"她还抱怨自己患有慢性头痛和背痛，她将之归因于长时间坐在车上奔波。"我的医生想让我尝试瑜伽，但是我没有办法穿上弹力紧身连衣裤，"她拍着大腿笑着说，"你能想象吗？"

Loretta 性格开朗、善于交际、总是面带微笑、喜欢讲话。她是一个天生的、极具幽默感的人。作为一个从小在军营长大的"军人子弟"，她很轻松地学会了交朋友。"我确实擅长融入群体让人们喜欢我。"她笑容灿烂地说。

在治疗刚开始的几个月，Loretta 很高兴地讲关于她的生活和旅行的故事。她对结构性认知行为治疗反应良好。她还开始了一个锻炼项目来降低她的高血压和胆固醇，以及在一个线上的减肥项目的帮助下做出明智的食物选择。

然而，有一天，她带着一个令人不安的她不能动弹的梦进来。这是第一次她没有微笑的会谈。在梦里，有人正尽力用一个枕头让她窒息，她尽力想摆脱他。她试图尖叫求助，但是没人来。

"我不知道为什么我不可以放下，"她说，"它是一个荒唐的旧梦，我通常不关注我的梦。"

"一个荒唐的旧梦，"她的治疗师重复道，"所以你之前做过那个梦？"

"是的，很多年了，但我通常可以放下。我不知道为什么这次它令我毛骨悚然。"

治疗师问 Loretta 是否愿意尝试一个新方法，她有些不太情愿地同意了。

把觉察带到身体

Loretta 的治疗师要求她呼吸几次并开始觉察自己的身体。"眼睛睁开是可以的。只是看看你觉察到了什么，对你感觉到的身体的感觉充满好奇。"

Loretta 看起来充满怀疑，但是开始集中注意。几分钟后她说："我感觉到我的颈部和喉咙有一些压力。"

"你可以和它在一起吗？"治疗师询问。

Loretta 点头，她的治疗师继续。"让我知道它是否难以应对，告诉我你觉察到了什么。"

几分钟之后，Loretta 的声音变了："我从来不想考虑这个。我一直跑得太快、工作太努力，我不需要这样做。这是为什么我讨厌睡觉的原因；而且我不能把它推开。"

然后她深深地吸一口气并开始痛哭："我大约 10 岁的时候，我们刚刚搬到萨凡纳的新家。有一个 14 岁左右的男孩住在附近。他看起来很帅气，来自一个古怪的家庭，但他向我伸出了橄榄枝。我们只是一起闲逛。我母亲因她关注的电影以及更小的孩子而心烦意乱，她很高兴我如此快地找到了新朋友。一切都傻傻地开始了，我们只是说话，经常在一起。但是一个雨天我们发生了性关系。我想要讨好他，因此我继续下去，没有抗争。这持续了好几个月。我不想失去他或使他生气，我认为他是我的朋友。他告诉我，如果我告诉任何人，他会掐死我，因此我没有告诉别人，我只是开始吃。附近有一家甜甜圈商店，他们有世界上最好吃的蜂蜜甜甜圈。我现在仍旧可以闻到它们的味道，那是给我安慰的食物。我从未对任何人说过一个字，即使是我的母亲。她从未问我为什么增加了 15 千克体重，她只是认为这是青春期，然后我们再次搬家。我已经保守这个秘密许多年了。"

Loretta 继续哭泣，"在那之后我总是害怕性，从不喜欢它，因为它让我觉得脏，它毁了我的婚姻。我的前任丈夫发现别人可以满足他。于是我开始吃得更多。"

在随后的会谈中，Loretta 笑得很少。性侵害的记忆经过处理一个月之后，她的头疼不再频繁，但是睡眠仍旧困难，她担心有更多的噩梦。

睁开眼睛的冥想

在这个时候，治疗师问 Loretta 是否愿意学习一个当她试图入睡的时候可以做的练习。

"当然，"她说，"但是你了解我，没有什么神秘的。"

"不要担心，"治疗师笑着说，"我们可以像对话一样做这个练习。"

下面是对话的其余部分：

对话冥想

治疗师：开始时舒服地坐下来，感觉你的身体与椅子、你的双脚与地面的触压感，睁开眼睛，看看你是否可以感觉你脊柱的力量。如果你愿意，你可以前后左右移动。感觉你的背部是多么强壮和灵活。你甚至可能喜欢感受椎骨一块叠在另一块上面。觉察你的背部怎样使你保持直立和笔直。你甚至可以对自己说："坚强的后背。"

Loretta：我喜欢这个。因为很多时候我感觉虚弱，不够好。改变一下感觉强壮挺好。

治疗师：只是和它在一起。让自己真正体验你的力量。

Loretta：人们总是批评我。我的父亲，我的丈夫，总是挑剔我做了什么、我说了什么、我怎样打扮自己，甚至我的厨艺。我总是不能赢。

治疗师：继续回到你身体的感觉。

Loretta：这使我记起在健美操课后的感觉。有些人你不可以同流合污，有些人你不可以推开。

治疗师：好，现在和那种感觉在一起，感受自己坚强的后背。

Loretta：我正在感受它！

治疗师：当你准备好了，让我们试着用些许温柔来平衡它，尤其当你感觉紧张或担心的时候。如果你愿意，把一只手放在你的腹部，另一只手放在你的心口。只是让这些肌肉变柔软。不需要强迫任何事情发生，只是觉察你的感觉。

Loretta：我的胃部总是紧张，十分紧张。我总是迟到，这只会让它更糟糕。

治疗师：好的，很好。看看你是否对你觉察到的事物感兴趣。如果你愿意，继续感受你腹部的放松。停留几分钟，当你准备好了，移到你的胸腔、你的双肩、你的颈部和喉咙。不要着急，让你的身体放松一点儿。慢慢来，只是把注意带到身体的这些地方。当你准备好了，觉察你的下巴，让它放松，在那儿花几分钟时间。

Loretta：呀！是很紧！我的牙医甚至告诉我做一些减压运动。我总是紧咬牙关，我的牙磨损得很厉害，我磨碎了一颗牙！

治疗师：是的，我们经常在下巴存储紧张。现在把注意带到你的眼睛，让它们舒缓和放松。让你的目光柔和。看物体时不再像激光般聚焦，让你的眼睛放松，让你的视野模糊片刻，让一切进入这个知觉的领域，像是在使用一个广角镜头而不是放大镜。

Loretta：我喜欢这个。我的头疼常常从眼睛开始。

治疗师：看看你是否可以和这些在一起再持续一分钟。让你身体的前部变柔软并对一切开放，但依旧感觉你的脊柱的力量，同时感觉它们。如果你愿意，把身体前面开放的感觉和身体后面力量的感觉进行转换，找到一些平衡。当你准备好了，扭动你的手指和脚趾，伸展，并让我知道那些对你来说感觉怎样。

Loretta：这太好了。也没有什么神秘的！你知道，我需要强壮，但是我也需要开放，尤其对我的客户、我的朋友和我的家人。

用这种对话的形式介绍给 Loretta 一些简单的正念练习，她不仅可以面对一些痛苦的童年记忆，而且可以开始觉察和改变她与一直保持在身体中的紧张的关系。

本章的练习是"入门级"的，实际上任何来访者在任何治疗时间都可以做。作为临床医生，当我们刚刚开始练习正念或感觉特别脆弱或不知所措的时候也可以使用。正如之前讨论的，其中的一些只是在特定的治疗阶段适合特定的个人，决定何时以及怎样继续强度更大的练习，涉及临床判断、来访者的知识深度以及练习的第一手经验。分阶段地做这些是最好的，以一种练习开始，当我们或来访者培养了必要的技能时，响应心理状态的改变转移到其他的练习。在下一章，我们将提供各种不同的疾病在整个治疗过程中是怎样依次练习的例子。

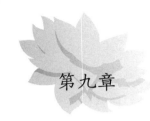

第九章

临床工作的艺术

这个世界上有很多痛苦，有痛苦存在的原因，也有痛苦的终结。
无论你在哪里，都是你意识到这个真理的地方。

—— *Ajahn Chah*（*in Kornfield, 2011, p.250*）

寻找正念练习的最佳组合，以满足不同来访者在不同时间点的临床需要，不只是一门科学，更是一门艺术。显然，一个模式并不适合所有的人。另外，没有简单的配方或公式来帮助选择。我们需要依赖我们的临床判断以及对这些练习怎样影响头脑和心灵的理解。尽管治疗师经常担心，他们不知道在某一个特定的时刻哪个练习可能是最好的，但他们最重要的贡献超越了选择一个技术——它把治疗师的存在、智慧和对来访者痛苦的关心带入咨询室。正如 Rinzai 禅师的建议："全神贯注于你所做的，只关注此时此地，很自然你会找到方法"（剑桥洞察性冥想中心，2012）。然而，指导原则是有帮助的，本章将提供在心理治疗中正念练习排序的例子。

许多冥想老师介绍按照一个传统的练习顺序，从专注练习开始（止禅），接下来是开放监控（观禅），然后是慈心禅和悲心禅，最后是平静的练习。然而，没有实验研究支持或挑战这个或任何其他的方法，只有一些零星的数据指导我们。因此，我们遵循的建议来自临床实践的经验积累。我们鼓励你尝试，尽力识别什么看起来对你和来访者有用。

概念化各种各样的正念练习之间的相互关系的一个方法是借助房子的类比。专注是地基；没有这个基本的技术，带着难以应对的想法、想象和情绪，是很难获得洞见或活在当下的。开放监控可以认为是房子的结构，它提供了一个框架。当风暴升起的时候，我们与越来越广泛的各种体验在一起，它提供了庇护和保护。慈心和悲心是壁炉，它带来了温暖、舒适，并在居住者之间创造美好。平静就像窗户，允许光线和更多的景色进入，使我们把内外部都看得更清晰。

不管我们多么渴望引导来访者开始修习正念，重要的是首先评估他们的需要，仔细了解他们的过去，考虑他们的长处和短处，并辨别某一个特定的练习是否真的适合。在冲进去帮忙之前，即使对正念潜在的益处充满信心，我们仍需要认识到我们的来访者在哪里，而不是我们想要他们去哪里。一个热心的临床医生在一个正念工作坊度过了她的周末，周一的上午她和一个新的来访者兴奋地分享自己学到的东西。然而，这个来访者对此没有兴趣，主要原因是为了在印度的一个寺庙"找到自己"，她的母亲抛弃了家庭。治疗师对正念的兴趣被来访者认为是"她不是合适的治疗师"的信号，第一次会谈也成为了最后一次。

正如一个房产经纪人不会促使一个维多利亚时代的郊区家庭成为城市高层楼房的客户一样，我们需要留心来访者的需要和历史。即使有责任的压力，先花时间倾听和形成联盟也是重要的。许多来访者直到治疗的中期或结束都没有准备好超越入门级水平练习的东西（见第八章）。就像所有治疗关系一样，在正念取向的心理治疗中，人的弱点、性格问题、移情、反移情都发挥作用。扮演行为和自杀冲动不会因为我们将正念技术纳入我们的治疗而停止，投射、理想化和其他的防御或应对策略也不会因此而消失。

和事物本来的样子合作

对于太努力"修复"来访者或使他们接受正念，有一个故事提供了另一种可供替代的选择。故事是这样的，英国殖民者刚开始统治印度时，他们不能打高尔夫球，因此他们开始建造高尔夫球场。然而一个问题出现了，当地的猴子任意地把小白球扔到它们喜欢的地方，加入这个比赛并制造了混乱。沮丧的高尔夫球员成立了一个委员会来解决猴子的问题。最初，他们决定在高尔夫场的周围建一堵高高的围墙，但是这些猴子很高兴地翻过这个围墙。委员会随后决定把这些猴子聚拢在一起，并用卡车把它们运走，但是这些猴子又回来了。激烈讨论过后，其中的一个高尔夫球手有了一个主意："让我们打某个猴子丢下的那个球。"

当我们发现自己想要的和它们本来的样子不同，包括想要一个来访者按我们的方式做事——不管是离开一个受虐的关系、停止一个成瘾的行为、少些自恋或自我毁灭，还是采用一个特定的正念练习顺序时，记起这个故事是有用的。我们必须要调整我们的热情，并将它转化为对来访者的理解，以便我们可以给他们提供干预、技术、洞见以及使他们能够获益的练习。

临床案例：已经破碎

Holly 是一个善于表达、聪明、有吸引力的年轻女性，具有巨大的潜能。不幸的是，长期严重的抑郁使她难以维持工作或亲密关系。尽管她不断地交朋友，但是他们很快因为她的需求变得精疲力竭，她发现自己满是孤独和丧失感。

年轻热心的治疗师尝试了每一个她可以找到的"治愈"Holly 的抑郁的技术。Holly 尝试了心理动力治疗、认知行为干预、眼动脱敏与再加工（EMDR）、知觉传动心理治疗、内部家庭系统（IFS）等治疗方法，在长期的复杂治疗之后，最后是正念。所有这些方法都没能持续太长时间。Holly 的精神药理学家同样年轻敬业，试图给 Holly 几乎每一种他知道的抗抑郁药物。在几年共同的努力后，她的治疗者认为，在他们努力帮助 Holly 拥有更好的生活的过程中，他们已经成为一个在拉拉队和武士之间的中间派。然而，她的抑郁真的是难治。"我喜欢汉普蒂邓普蒂（童谣中从墙上摔下跌得粉粹的蛋形矮胖子），" Holly 说，"对于治疗来讲，我只是过于破碎了。"

在一次住院治疗之后，当 Holly 再次谈起她是多么的破碎，精疲力竭的治疗师分享了曾经读到的禅师阿姜查的故事。在谈话中，他举起一只漂亮的喝水用的水晶杯。

"你看到这个杯子了吗？对我来说，这个杯子已经破碎了。我喜欢它；我喝里面的水。它极其美妙地装着我的水，有时甚至折射出太阳美丽的图案。如果我轻拍它，它会有一道可爱的光环。但是当我把这个杯子放在架子上，风把它打翻或我的肘部把它从桌子上扫掉时，它会掉在地面打碎，我说：'当然'。"

正如精神科医生 Mark Epstein 所解释的，他不只是在说杯子，"他也在说身体或不可避免的死亡。他也在说我们每一个人的自我。这个你认为如此真实的自我，他说，已经破碎了"（Epstein, 1995, p.81）。

尽管这个故事通常被认为是所有的事物都是无常的隐喻以及自我建构的本质，但 Holly 听到了不同之处。她体验到了移情产生的共鸣，她的眼睛里充满了泪水。"终于，这些年之后，你了解了它。这正是我一直尽力一遍又一遍告诉你的。你不相信我。我已经破碎了。" Holly 和她的治疗师在沉静中待了一会儿。治疗师意识到那一刻她最重要的事情是和 Holly 的体验在一起。"你是正确的，"治疗师在长时间的沉默后回应，"或许我没有明白你是多么的心碎，现在我理解了，我不可以勉强你，我确实在乎得太多。"这是治疗的一个转折点。Holly 看起来惊呆了：

"你知道什么？当你那样说的时候，我意识到从来没有人——我的母亲、父亲或弟弟曾承认他们是不对的。甚至没有人承认他们可能是不对的。这对我来说意味着很多。"

一旦 Holly 感到被真的看见、听到和认可，她就停止过多的挣扎，事情开始发生改变。正如卡尔·罗杰斯（1961）所说，"人生最奇特的悖论是当我接受自己本来的样子时，我就可以改变"（p.17）。在接下来的几年中，Holly 换了工作，找到了更符合她价值观的工作，和一个与她相匹配、欣赏她才智和幽默的伙伴确立了恋爱关系。尽管她仍然在抑郁中挣扎，但在抑郁发作时她不再感到深深的孤独。她的治疗师和她一起走过这长长的路程，对她开始在中年找到满足和平衡感到很高兴。所有的人都同意，她已准备好从心理治疗"毕业"了，至少暂时是这样。当她65岁的时候，她感觉最终为自己创造了一个有意义的生活。"至少我不需要继续在疗养院了。"她开玩笑说。

未预料到的是，当 Holly 偶然地以非佛教的方式听到一个佛教故事的时，治疗的转折点由此产生，而且她从未开始禅修。

把所有的放在一起

每一个来访者都是不同的，因此在一个既定的时间指导以正念为基础的治疗方法也会非常不同。一些来访者从真正地投身于大部分会谈中介绍的正念练习中获益，其他的来访者从持续15～20分钟的练习中获益，而另外的人在开始尽力做到练习正念几分钟，只是为了撇开"公路噪声"，使注意力更充分地进入房间。我们的工作是学习怎样尽可能巧妙地回应来访者不断变化的需要。

一个完整的治疗过程看起来可能是什么样子？我们可能运用哪个练习？我们应该怎样做决定？在管理式医疗的限制下这个可以做吗？如果我们犯错会怎样？如果它不起作用会怎样？

抑郁症的短期治疗

下面的这个案例，只有六次会谈的时间，作为一个治疗它是怎样展开的呢？因为每一个来访者的动机、兴趣、人格和诊断是不同的。这是一个简单的或许被结构化了的治疗方法。

临床案例：管理式医疗下的正念

初始访谈

Tim 是一个消瘦虚弱的 20 多岁的年轻人，常年与母亲一起居住在家中，他感觉被困在了自己的生活中。他有语言天赋，机智而又热情，曾上过大学，但是最近失业了，试图寻找做演员的工作，同时在餐馆做服务员付房租给母亲。Tim 主要的抱怨是大多数时间他感觉抑郁和麻木。他睡得不好并使用非处方安眠药使自己平静。高中的时候他曾因抑郁而进行治疗，那很有帮助，他想再试一次。

Tim 在童年和青春期与父亲的关系很不好，他对父亲既爱又恨。他父亲患有双相情感障碍，从未进行过治疗，曾遭受身体虐待，时而迷人而有魅力，时而愤怒得难以自制。在他读大学的时候，他的父母离婚了，他的母亲在遭受多年的身体和情感的虐待之后，终于找到勇气离开。他父亲于五年前突然死于严重的心脏病发作，但是 Tim 从未哀悼过他的死亡。他认为自己"总算摆脱了"。

Tim 缺乏人际关系的支持，他一直在和他的性取向进行斗争。他曾经有一年多的时间拥有亲密关系，但那看起来很空洞，他感觉不被重视。他常常压抑自己的愤怒，难以表达自己的需要。他喜欢在舞台上扮演其他的角色，但是在自己的生命中难以保持真实。处在自己的位置，栖息在自己的身体里，对他来说是困难的。Tim 参加冥想课程，将其作为一个帮助他应对抑郁和寻找稳定感的方式。最近他发现胃部有一个结节，胸部也感觉透不过气来，这令他担心。他认为可能是由于心理影响造成的，他想寻找一个可以将正念整合进他的治疗的临床医生。

会谈 1

第一次会谈主要包括病史采集和风险评估。在讲述他父亲暴怒的细节之后，会谈接近尾声，治疗师询问他是否愿意尝试短时间的正念练习，以帮助他感觉更清醒并回到当下时刻。"可以，"他说，"谈论我的童年时我总是感到沮丧。"治疗师从听禅开始（见第四章）。因为 Tim 之前做过正念练习，在听声音之后他愿意把注意转向寻找呼吸（见第四章）。他练习与感觉在一起，既不评判也不把它们推走。肺部周围的区域感觉像是沉重的负担，Tim 把它描述为黑暗夹杂着恶心的感觉。

当这些感觉变得强烈而痛苦时，治疗师指导 Tim 听声音，当感觉安全的时候重新回到呼吸上。"感觉我在里面没有光线，没有空气。"他开始意识到深深的悲伤，起初感觉在他的眼睛，然后是他的胸膛。这对他来说是很可怕的，但是因为有了支持，他可以忍受。当他和这种感觉在一起，允许它们自由来去时，治疗师建议："让我们与这种感觉在一起……感受它就好了……它终将过去。"当 Tim 与压抑感以及悲伤在一起的时候，他解释道，"在这儿像是在一个监狱——冰冷、灰暗，食物很糟。我在这儿的时间已经够长了。我想要停止对自己的惩罚。"

Tim 本周的家庭作业，是在白天把觉察带入他的呼吸和身体感觉中，如果他需要锚点，则可以重新回到倾听声音上。

会谈 2

在一周的时间中 Tim 会练习好几次，但他不想独自一人去可怕的地方。"我的心灵是一个危险的地方。"他说。压抑和在监狱的感觉跟随着他，因此他保持简单，只是感觉吸入和呼出的气息。

他的治疗师用接触点练习开始这个会谈（见第四章），学习当艰难的情绪产生时如何保持清醒和稳定。Tim 报告他的身体在疼痛和麻木的感觉之间变换。他热衷于进一步探索，因此治疗师建议他们尝试指导下的慈悲身体扫描冥想（见第六章）。当 Tim 扫描他的身体，从面部开始时，他注意到自己想要躲藏。"我期望被暴打。"他说。他和这个感觉在一起，感觉体内的这种感觉，觉察紧张和紧咬的下巴还有喉咙。他触到了胃里的结节，这是把他带回治疗的其中的一个感觉。治疗师要求他把觉察带到背后的情绪。"我是如此习惯于被攻击，"Tim 注意到，"这个结节感觉像是一个从未愈合的旧伤疤。"通过和这种感觉在一起，他可以把友善的关注带到痛苦的、受虐的记忆。在他身体里储存了如此多的紧张，他对此感到非常惊讶。"我度过了太多的害怕被暴打的童年时光，我猜我仍旧携带着那个恐惧。"无论何时情绪或悲伤的波浪升起，Tim 练习不评判地觉察它们，然后放下。他的父亲的语言嘲讽也回来了，"他叫我小娘娘腔，他告诉我打我是为了锻炼我。"回去是很痛苦的，但是解脱不只是忘记。"我一直在里面，密封了很长很长时间。让一些光和空气进入这座监狱真好。"

会谈 3

这是困难的一周。Tim 难以入睡，他的下背部再次疼痛。"我感觉自己好像一个生病的孩子。"当他是个孩子的时候，生病是获得他母亲关注的方法，但是伴随而来的是父亲的蔑视。尽管他知道这会很难，但他乐意转向尖锐的要点（直面内心）。为了帮助 Tim 与痛苦联结但不被痛苦淹没，治疗师教他给情绪贴标签的练习（见第五章）。虽然最初他认为他的背痛是不间断的，但当他集中注意在这个感觉上，觉察它们是变化的——起初强烈，然后灼热，再然后是感觉迟钝和疼痛。在某些时刻根本没有疼痛，在疼痛下面他开始觉察到愤怒，他将之描述为纯粹的、原始的恐惧，一波又一波的恶心的感觉袭来，"就像蒙克的油画中的呐喊在我体内。"

Tim 和这些情绪在一起，尽可能温暖和友善地给它们贴标签。"恐惧、恐惧、恐惧"，然后"恶心，恶心，恶心"。精神病学家 Dan Siegel（2010b）说："给它命名并驯服它。"（p.16）Tim 发现这是真的，"当我给它命名的时候，我发现我可以和它在一起；它不再如此恐怖"。作为一个孩子，他没有办法保护自己远离，甚至给他父亲的暴怒起个名字，因此他时刻提防着，以察觉他父亲情绪的丝毫改变，在家里从不能放松。

在会谈结束的时候他感觉筋疲力尽，但是他也欣赏自己面对生命中的恶魔的勇气。"我感觉好像这儿有一些智慧，"他指向自己的身体说，"之前我只是指责自己软弱并认为那是自怨自艾。我知道那个故事来自哪里。"他的家庭作业是练习继续给情绪贴标签。

会谈 4

Tim 在会谈之间做了这个给情绪贴标签的练习。他也开始写有关他父亲的诗。诗歌在这个家是不被允许的——它过于"娘娘腔"，"我是这样忙于憎恨他、惧怕他，以致我不能够看到任何别的东西。他是一个很复杂的和令人痛苦的人"。

Tim 说他不再感到麻木，他的胸部也不再感到压抑，但悲伤依旧存在，就像他胃里的疙瘩。当他与悲伤在一起，注意这个感觉时，他第一次开始哭泣，起初是静静地流泪，然后是大声地啜泣。"有时他是如此的可怕，然而他是我的父亲。我从未像这样哭泣过，在我的家里是不可以悲伤的，这意味着你是软弱的，这是不能够容忍的。"当他允许自己感觉这个痛苦和悲伤时，他胃里的疙瘩开始变软。他和它在一起，感觉整个身体在变柔软。"在我成长的过程中，我最好的朋友是我的狗。它是我们救起的一只小狗，它曾是最弱小的幼崽，它给了我那么多的安慰。在我家里有那么多的思念。"

Tim 的家庭作业是，当他感觉悲伤和恐惧的时候与这些情绪在一起，标出"悲伤升起"或"恐惧升起"，并为这些艰难的情绪创造空间。

会谈 5

Tim 报告说他睡得更好了，感觉更轻松、更有活力。"我感觉自己开始关注和倾听那个疙瘩包含的所有内容。过去我只是逃避，求助于药物。"在这次会谈中，为了支持并加深身体和生命活力感的新联结，治疗师建议他尝试行禅（见第五章）。"我讨厌我的身体，因为我从没像我父亲那样强壮，他是天生的运动员。我从未足够好、足够强大。"行禅帮助 Tim 感受体内的安宁和自信的感觉。只是体验每一步，让想法自由来去，使他懂得他的身体自然知道怎样行走，不需要变得强大而坚强也是有价值的。

看到 Tim 接纳自己是如此艰难，治疗师接下来导入发送慈心给自己的练习（见第六章），从发送慈心给中学时一个曾称赞 Tim 的表演才华的戏剧老师开始。"他使我感到我是重要的，我是有价值的。"因他正在痛苦中，当他试图发送慈心给自己时，看起来似乎"格格不入"。对自己友善，他解释是自我放纵的标志。在头脑风暴后寻找一些有帮助的简洁语句，Tim 认为他喜欢下面的这些：愿我平安，免于遭受内外部的伤害。愿我不再反感、厌恶和自我憎恨。愿我学会善待自己。愿我学会照顾和欣赏我的身体。整整一周时间当感觉不舒服的时候，Tim 用这些语句，再加上非正式的练习，把温暖的手放在胃里的结节上。他发现这个简单的触摸令人欣慰："我意识到我把它塞得有多满。当我沮丧的时候我仍旧往里塞，有时我吃下整整一品脱冰激凌安慰自己，然后我憎恨自己自我放纵、缺乏纪律并想惩罚自己。看到那个循环真好。"治疗师增加了一个帮助他应对自责的练习，建议 Tim 说："不是我，不是我的，不是完全的我。"Tim 报告说这帮助他意识到那不是他的症状。

会谈 6

Tim 的医疗保险只允许他进行 6 次会谈。在最后一次会谈中，他报告说许多年来他第一次感觉活着真好。他在考虑搬到其他地区尽力寻找一份表演的工作。他不想继续和母亲生活在一起。"我感觉我好像生活在一个干旱的沙漠，现在终于有甘美的雨滴和空气了！这个疙瘩曾是一个让我深深感到悲伤的、我不想去的地方。我现在感觉既悲伤又欢乐，既安宁又兴奋。"当 Tim 开始总结并回顾过去的会谈所做的工作，他评论道："这里面有很深刻的东西。我可以回到这里，吸收它，并最终继续前进。"他微笑着又说，"我想去跳舞，我总是害怕跳舞。"

Tim 的案例并不常见，对于大多数的来访者来说，只有六次会谈不能够取得这么多的进步；因此极少有治疗可以这么迅速有效地展开。下面的案例更典型，它详细地描述了治疗焦虑的顺序，在取得每一个进步之前涉及大量的试验和错误。

重度焦虑的中长期治疗

正念是治疗焦虑的非常有用的工具（Roemer & Orsillo, 2009, 2013）。当我们对围绕我们的恐惧的感觉、想法和评判直接打开自己的内心时，它们往往变得不那么可怕了。当我们开始了解并和我们的内在宇宙交朋友时，我们可以找到只是和我们的体验在一起的新方法。

临床案例：等待下一次灾难

Fatima 是一所学校的老师，她在 30 多岁的时候前来治疗，因为她有慢性的、有时会加重的焦虑。在采集病史的时候，Fatima 说她在这个世界上从没感到过安全。她父亲在她小学时宣布破产，整个家庭陷入了混乱中。更糟糕的是，她母亲是一个焦虑的司机，遭受了一次严重的车祸，且再也无法恢复到从前的状态了。为了渡过这个艰难时期，这个家庭被迫与 Fatima 的祖父母生活在一起。她总是在等待下一次灾难发生。

在治疗的早期，Fatima 能够与她的治疗师建立良好的关系，但是对正念没有兴趣。她放松自己的唯一方法是跑步。在几个月里，在培养更加稳定的治疗关系后，她的治疗师再次尝试提到有关正念和焦虑的研究。Fatima 现在更容易接受治疗师的建议了。她的治疗师认为行禅（见第五章）是一个很好的开始方式，但 Fatima 拒绝了，因为它"枯燥"。考虑到 Fatima 的特点，治疗师建议她尝试正念跑步，感觉脚底击打路面的感觉。这是有用的——这个有氧运动，在帮助她强壮身体的同时，改善了她的心情。从那开始，Fatima 愿意用瑜伽来减轻跑步产生的紧张感。她探索了不同的类型，设定一个严格的动态瑜伽程序教她开始觉察到身体的感觉。

她学习与不适待在一起，不再惊慌，意识到她可以在呼吸中，做那些常常令人不适和具有挑战性的姿势。"我的瑜伽老师说，'没有责备，没有赞美，只是让它过去'。我喜欢那样。我过去常常紧紧抓住事情，并对事情感到苦恼。"

她在瑜伽中的学习焦点是集中注意，治疗师建议她进行接触点练习（见第四章），然后是慈悲的身体扫描（见第六章），巩固这个新能力以便在体内找到安全。在对这些练习变得舒服之后，治疗师开始尝试不同的开放监控技术，作为使 Fatima 开始对她的焦虑感到好奇的一个方法（见第五章）。起初，Fatima 很抗拒。"当我贴标签，注明'恐惧、恐惧时'，我担心会像我母亲一样，我不想像她一样，"Fatima 抗议，"她是那么可怜！""这对你来说无疑是有利的，"治疗师回应道，"我想我们正在看到潜在的模式，让我们对那些来到你身边的事物保持好奇。"

在治疗的中期，治疗师帮助 Fatima 培养冥想老师所说的"不认同"。尽管 Fatima 认为自己就像一个"焦虑的球"，但是她意识到，如果她的膝盖被撞到，她不会认为自己就是一个疼痛的膝盖。明白她可以观察和见证想法，有助于她从"我是一个焦虑的人"的想法中摆脱。Sharon Salzberg（2011）让学生想象，每一个"想法就像一个叩门的访客，想法不居住在这里；你问候它们，向它们致意，并看着它们离去"（p.111）。意识到让 Fatima 把注意力带到她的想法和症状上而不是继续加工使它们更糟糕是可能的，意识到她不是她的想法是一个解脱。

因为 Fatima 有焦虑的想法，治疗师接下来建议她发送慈悲给自己。她在慈悲的存在练习中特别高兴（见第六章）。由于成长在一个认为宗教是制造分裂的家庭，她不能想出一个宗教的或精神的人物与她对话。然而，她的祖父曾经友善又慈爱，当这个家庭在她的父亲破产后失去了自己的房子时，他们和他生活在一起，直到她父亲东山再起。进行这个练习时，她可以走近祖父的智慧和慈爱的存在。"当他在我周围的时候，我总是感到很安全。他是如此友善和智慧的一个人。他总是说我们可以找到出路，他是对的。"

治疗快要结束的时候，Fatima 学会如何把慈悲的存在练习和平静的语句结合在一起：愿我生活平衡、愿我内心安宁、愿我拥有洞察力。Fatima 描述她的焦虑感觉：就像是被困在狭窄的地下室里。她不能使焦虑离开，但是她可以改变她和它的关系。"像是走出密闭的房间，突然看到满是繁星的夜空。是的，有暴风雨，有雷声和闪电，不好的事情发生了，但是它过去了，这个世界是宽广无垠的。当我记起那个，我的焦虑似乎没有那么强了。它们没有离开，但是我有了更多的洞察力。"

当 Fatima 发现自己在交通高峰期开车时恐慌减少，她准备暂时中止治疗："我曾经调整了我的整个生活，我不需要在早上或夜里开车。我的世界曾经变得如此狭小而僵化。当我召唤它们时，我还是有那些"强烈的感觉"，但我已经学会了在呼吸中通过，它们会过去。"Fatima 的治疗师对她的收获给予了鼓励，并让她明白，在将来如果她需要回来做另一部分的治疗，"大门是敞开的"。

复杂创伤的长期的治疗

下面的案例详细描述了从严重的、复杂的创伤中痊愈。当针对创伤工作时，正念特别有效（Briere, 2012, 2013）。学会如何停留在当下帮助来访者应对闯入性的想法和情绪，而不是深陷在过去。慈心禅和悲心禅帮助来访者减轻身体的痛苦，并与遭受同样痛苦的他人联结。

临床案例：过去永远不会死亡——甚至它不会过去

Zoe 带着严重的多种创伤的过去来治疗——童年时被轮奸，目睹父母之间的家庭暴力，被暴力的、酗酒的父亲身体虐待，她母亲不是精神病发作就是药物滥用。Zoe 在小学的时候被社会福利机构收容，她父亲不能应对独自抚养五个孩子的重担。Zoe 和她的兄弟姐妹经常脏兮兮的并被忽视，他们之间为争夺有限的资源而打架，当他们父亲在当地酒吧饮酒时，他们在晚餐时间只能吃冰冷的麦片粥。

因为 Zoe 在生命早期曾被抛弃和背叛，她最初无法相信她的男性治疗师。她因为自己的智慧以及低调的作风，避免了进一步遭受暴力和虐待而幸存下来。现在她 30 多岁，挣扎于物资滥用、堕胎的悲伤，以及一系列失败和被虐待的关系。她在这个世界感觉极度不安全。治疗师在对她的创伤和恢复阶段的了解的基础上，构建了一个整合正念冥想的治疗计划，在这个案例中使用的是 Judith Lewis Herman（1992）勾画的一个模型。

Zoe 在治疗的早期阶段被噩梦和闪回困扰，她发现难以关注当下或在其体内感觉舒服。她抱怨想要"跳出她的皮肤"，不能安静地坐着。第一个花费了好几个月的治疗任务是缓慢地建立信任关系。一旦好的治疗联盟建立，治疗师就建议她行禅（见第五章），治疗师认为使用一个粗糙的关注对象，远离她的头部和身躯，是最安全、最容易的开始方法（见第一章）。当 Zoe 不能安静坐下的时候，她可以求助于这个练习。学会在没有药物、酒精或性时感到安全需要花费更多的时间并辅以 12 步会谈。最初，没有药物和酒精的自我用药，她的闪回、噩梦和夜惊加剧。当她不能入眠时，她会在黑暗的公寓中练习行禅，专注于她的脚底的感觉。

为了帮助 Zoe 保持清醒，治疗师接下来让她尝试使用接触点（见第四章）练习，从双脚向上而不是从头部向下开始，这能让人感觉更安全。这帮助 Zoe 应对她的频繁的、常常是压倒性的恐慌。她依次练习注意她的脚、膝盖、手、臀部和眼睛。

在这个建立安全感的阶段，Zoe 也尝试听禅的练习（见第四章），把城市的噪声作为觉察的对象。汽笛声、噪声甚至消防车和救护车的声音，使她感到不那么孤单、不再害怕她暴力的父亲回来伤害她。"如果现在没有发生，那么它就没发生"的语句帮助她活在当下并应对她的恐慌和解离。经过两年多的正念练习和 12 步会谈治疗之后，Zoe 头脑清醒地生活在在一个安全的生活环境中，且已经重新回到学校学习以获得大学学位。

在 Herman（1992）的模型中，在建立安全感之后恢复的下一个阶段是"回忆和哀悼"，这是治疗中期的典型特征。Zoe 继续回忆并谈论她曾经遭受的虐待。当她开始哀悼和回忆时，她的症状再次增强。对她来说，起床变得很困难。尽管治疗师尽力导入慈悲练习，但 Zoe 没有为此做好准备，部分原因是她相信她母亲的话——她是"小魔鬼"。这个阶段的治疗是艰巨的，其突出特点是频繁的挫折、复发和健康难题。Zoe 尽最大努力管理她的症状，但是有时会打破治疗的边界：在最后一分钟取消治疗，怒气冲冲地离开会谈；如果感觉"不在状态"，她会不参加会谈。当治疗师设定界限时，她会勃然大怒，指责他"像我的父亲"并解雇他——尽管她下周会重新回来并道歉。她治疗师意识到那是个艰巨的工作，他为自己寻求额外的咨询，同时让 Zoe 参加创伤幸存者的心理教育小组。Zoe 和治疗师在他们双方可以一次又一次地开始的事实那里得到了安慰。她的治疗师为寻找个人的和专业的支持，加入了一个处理创伤的临床医生的督导小组。

这个具有挑战性的治疗阶段持续了将近三年，当事情艰难时，给情绪贴标签的练习（见第五章）成为 Zoe 的避难所。她发现在消极的、穷思竭虑的想法周围"放一个框架"，有助于她度过黑暗的时光。如果她感到不知所措，她会练习让想法升起，标注它们，然后回到对脚底的觉察。当她开始想"我是一个毫无价值的失败者"时，她会给这个想法贴上"失败"的标签，并感受伴随它的感觉，她注意到她下巴的紧张以及她胃部的凹陷。在努力和专注中，Zoe 能够识别出不断重复的模式——当与失败相关的感觉和想法产生时，她认为"我需要离开这里"、"我需要喝一杯"或"我需要性"。看到这个感觉、想法和冲动的顺序，有助于她开始打破这个消极的模式。

有时 Zoe 陷入她所说的"憎恨的飓风"中。再次导入慈心禅和悲心禅（见第六章）时，她的治疗师解释，许多被虐待的幸存者难以为自己感觉慈悲。Zoe 意识到她发送慈心给他人时感觉更舒服。从这开始，Zoe 逐渐学会把自己包括在关照的圈子里。她尝试创造自己的自我慈悲的暂停的版本（第六章），对自己说："好吧，你现在在痛苦中。停留在当下。每个人都有把事情搞糟的时候。你从未杀死任何人或使人致残。和它待在一起，对它感到好奇。"她随后加上：愿我远离憎恨，愿我远离绝望，愿我不受我的过去影响，愿我不受我的童年影响。

　　Zoe 最终完成了学业并找到一份在妇女避难所做顾问的工作。她继续治疗，现在在当地的成人教育中心参加冥想课程，她已准备好继续进行最后阶段的恢复，Herman（1992）称之为"再联结"。虽然没有办法理解她童年时被轮奸的事情，但是她可以开始理解她母亲（现在已死亡）的巨大局限，并深入了解她父亲的暴怒。他现在生活在疗养院，由于中风而偏瘫，不再具有威胁，他是一个虚弱的、生病的老人。她的哥哥也非常的挣扎，他告诉她自己曾怎样被父亲和哥哥欺负。她永远不会原谅父亲的行为，但是她可以理解家庭生活是怎样急剧下降陷入混乱和暴力的。

　　在她父亲临终的日子 Zoe 和他坐在一起，她能够为自己和她存在诸多问题的家庭再访慈心禅：愿我们平安，愿我们健康，愿我们用友善对待彼此，愿我们记得我们总可以再次开始。

　　Zoe 不期望当她父亲死了再和他待在一起，她准备回家拜访他以示敬意，但是他比她想象的病得更严重，她意识到自己想要离开。听到他急促的呼吸时，她练习山禅（见第七章），觉察时间的流逝，愤怒和暴力的暴风雨已经平息，他干瘪的身躯紧紧抓住最后的呼吸。"我高兴我留下来了。我从未想到我会说这个，但是对于我来说，看到这个大怪物变成一个害怕的、无助的老人挺好的。"在她工作的避难所的一个朋友曾给她一首 Tony Hoagland（2003）的诗，她一遍又一遍地在她父亲的旁边读下面的几行：

"或许我太紧张了

当我打电话给我的父亲，一个人类的敌人……

我的意思是说我的父亲

是我内心的敌人……

活在我内心深处

就像一个坏的国王或不治之症——破坏我的庄稼，撞击我的牛群，

污染我的泉水……

我不想要一直尖叫

我不想生活得混乱不堪

像来自过去的某种影响……"（p.40）[4]

Zoe 的治疗工作还在继续。

---

* 版权属于Tony Hoagland。经许可后转载。

正念的终止

从正念取向治疗的视角来看，终止这个词有点用词不当，因为正念修习和努力成长的工作永远不会结束——这是毕生的工作。禅师用持续不断擦拭镜子来形容正念修习。随着正念力的增长，产生困扰的症状渐渐消失，它不仅是永远地完成或"治愈"，更有可能是已到保险承保范围，危机已经过去或已经达到足够的平衡，可以在治疗中休息一会儿并回到一个人的生活。培养专注、开放、慈心、悲心和平静是一个不间断的实践。正念冥想老师喜欢开玩笑说"开悟不会退休"。

当我们接收来访者开始与我们一起练习时，我们通常会向他们承诺成为他们的资源。有许多来访者在高中开始修习正念，大学或成年早期，当他们在人生的道路遭遇挫折时回来。在这个模式中，我们认为治疗师和来访者之间的关系不是一个固定的关系，而是一

正念心理治疗师的必备技能

个持久的联结，随着时间的流逝，让来访者根据他们的需要自由
来去。

许多因素影响治疗的节奏，包括我们在什么时间以及怎样降低
其强度。同时有效的论据证明，治疗结束的方式会改写分离和丧失
的感受，有时，当看起来一个来访者会从我们提供的持续的支持中
获益时，治疗不会逐渐减少。

临床案例：逐步减少

这是 Antonio 的另一个痛苦事件。许多年以前，他的爱人离开他，
和一个更年轻的男人在一起了；在一个大客户质疑了他的工作后，他失
去了在广告公司的工作，且他母亲患上老年痴呆症。"当我拜访她时，
她礼貌性地微笑，但她不知道我是谁。"Antonio 眼含热泪说。现在他
不再工作，他想要度过一个长长的假期和拜访朋友，同时进行下一步的
打算，但他不可以抛弃母亲。"我不知道她还能活多长时间，但我不想
在内疚中度过我的余生。在我讲出我的性取向后，即使她相信那是罪恶
的，她还是和我在一起；我父亲和我断绝了关系，那真需要勇气，"他
叹了口气，"我知道，我讲的是过去的她，但现在她当然不是。"

Antonio 抱怨自己有焦虑和抑郁情绪。没有工作要做，他用太多时
间聚会和喝酒。除了谈话治疗，他还愿意尝试正念。因为他情绪比较稳
定且善于自我觉察，治疗师教他把注意带到呼吸上（见第四章），他喜
欢这个练习。因为感到易分心，他特别喜欢一个改编的练习，从后向前
从四数到一，数四次吸气和呼气，然后数三次吸气和呼气，然后两次，
等等。"这个练习比数到十要多些投入，我的内心游离减少了。"

在治疗中，当他谈起之前亲密关系的终结时，先前压抑的情绪涌入
意识："当我回想起 Matthew，我也想他被伤害。我从未感受过这个愤
怒。我感觉好像我是一个坏人，特别恐怖。"治疗师鼓励他允许这些消
极情绪升起。"不愉快的情绪与积极的情绪同样重要，它们帮助我们了
解自己并忠于自己的体验。"他解释道。不要埋葬它们，当他愤怒或沮

丧时，治疗师教他识别情绪，用给情绪贴标签的练习（见第五章）维持洞察力。Antonio 开始注意到"报复，报复"和"愤怒，愤怒"。这是一个挑战。"在我的家里，我们从不表现消极情绪。如果我看起来生气了，父亲就会对我大喊大叫。"随着他们一起工作，Antonio 开始接受生气是生活的一部分，"它像是一个早期预警系统，它是有些东西不能正常运作时我需要注意的标志。"

当他的症状开始减少时，Antonio 发现自他交换的改编练习（见第六章）令人舒服，在那里，他为自己的痛苦和困扰吸入慈悲，为那些被背叛、被伤害或所爱的人生病或死亡的他人呼出慈悲（这个改编的版本见附录）。

经过一年每周一次的治疗后，Antonio 不再那么苦恼，他和治疗师同意逐渐减少治疗，最初隔周见一次，然后每月一次。他已经走进了一个新的亲密关系中，"不是香草冰激凌那般甜蜜，但是我们善待彼此"。他又开始了一份新工作："可支付房租，且在工作中有成长的空间。"当他谈到母亲时，他不再那么悲观："有时当我探访的时候，我只是和她坐在一起练习共同呼吸（见第三章）。昨天，她接收到了并触摸我的脸颊。她很长时间都没有做过那样的事情了。她不说话，但是我们静静地坐在一起，那些时刻感觉像是一个祝福。"

尽管做得相当好，他的生活基本走上正规，但是 Antonio 不想结束治疗："我们的相见帮助我继续我的正念修习，并提醒我愤怒是可以的。我珍视我们的联结。"治疗师让 Antonio 掌握治疗的节奏。最近他们每年见 3 ～ 4 次，Antonio 感觉他的生活正在朝着积极的方向前进。

当然，其他的治疗会有更清晰的终结点，要么是现实的原因，要么是因为治疗师和来访者意识到，一个比较正式的结束会提供一个探索与分离和丧失相关的重要情绪的机会。如此终结的一个重要目标是帮助来访者继续保持治疗师的支持性回忆和治疗过程。

当最后说再见的时候，我们发现下面的练习可以促进这个整合。

灵感来自于 Emily Schatzow 和 Judith Lewis Herman 教授的一个练习，是一个褒奖个人从创伤和康复小组"毕业"的方法。因为是个体治疗，这里我们已做调整。

正念的终结点：关于这个旅程的回顾

在最后一次会谈前，治疗师回顾他的笔记，回看治疗的过程——来访者从哪里开始，探索了什么观点，战胜了什么挑战，获得了什么洞见。然后治疗师给这段旅程写一两段总结性的文字。最终，他大声读这些文字，并以便条的形式呈现给来访者。

我们已经发现，这些为数不多的文字成为了有意义的文件，大部分的来访者会保存这张便条。有些人在困难的时刻使用它，尤其对那些缺乏社会支持的人来说，知道有人曾见证、看见并关心他们的痛苦是一种寄托。

临床案例：正念和慈悲一直存在

Natasha 在被忽视中成长，同时在身体和情绪上遭受虐待，然而她的医保只覆盖一个简短的治疗，从她的治疗师那里接受友善、温暖和慈悲是一个重要的和补偿性的体验。对于她来说，有一个在治疗中导入的正念练习的清单是特别有用的。结束的便条成为一个"过渡性客体"；它提醒她，她不是独自一人，如果她走神了，她可以再次开始并回到她的练习中。对于 Natasha 来说，这张便条是一个资源，提醒她可以过一种正念、慈悲和平静的生活——像她的下一次呼吸那样近。

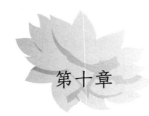

第十章

超越治疗：正念的深化

那些追随佛法的人，在很好的教导下将会到达彼岸，难以到达的是超越死亡之境。

——佛陀（*Easwaran, 2007, p.127*）

心理治疗的目的是什么？当来访者来治疗的时候他们在寻找什么？作为心理治疗师我们能提供给他们什么？当我们导入正念冥想，治疗的终点改变了吗？短时间来看，正念和心理治疗的目标看起来非常相似，都是为了从痛苦中解脱；都有可能产生能够导致心情改善和较好的自我接纳的洞见；都是帮助人们理解和改变他们习以为常的思考、行动以及其他相关的自我挫败的模式。但是当我们沿着这条路往下看时，我们可以看到，虽然这两种方法都可能导致情绪和心理的治愈，但是它们最终会到达两个完全不同的目的地。

在最后一章，我们将探究出现的一些问题，当来访者准备超越症状的治疗，走向更深的探索时，什么意味着走向更幸福、更有意义的生活？在这个过程中，我们回顾在本书前面提到的一些想法和主题，比如发展我们自己的（和我们来访者的）冥想练习、参与静修、探究与正念和冥想相关的哲学学说，我们也从他们的初衷审查其中的一些教义。

心理治疗主要是帮助人们减少心理痛苦，以便使他们可以过上更富有成效的、满意的生活。对我们中那些与保险公司和管理式医疗服务打交道的人来说，这意味着尽可能迅速而高效地恢复来访者较高水平的社会和职业功能。从这个观点来看，咨询室好像一所陆军野战医院，我们尽最大努力把人们修补好，并把他们送回战场。没有什么是错误的。事实上，它是大部分来访者需要和想要的，也是许多今天的临床医生希望实现的。

正念修习的目标是相当高的，大多数人都知道，甚至那些说他们尝试正念的唯一原因是为了减少压力、缓解背部疼痛或能够在夜间入睡的人，很可能至少略知一些佛陀在 2600 年前的发现。在不同情形下，它被称为涅槃、开悟、解脱生死或无为。然而那是不可能用语言来描述的，它涉及的是意识的根本转变，不仅改变对我们是谁、我们怎样与宇宙其他部分联结的理解，而且——如果古代的文本是可信的——能把心灵的痛苦带至完全的、永远的结束（见 Fulton & Siegel, 2013）。

如果我们相信这样的转变是可能的，那么这当然会影响我们理解自己作为正念取向的心理治疗师的角色。

我们是治疗师还是正念冥想老师？

这是许多治疗师一旦开始整合冥想和其他的正念练习进入工作就开始问自己的一个问题。心理健康专业人员与冥想老师之间的界限很容易变得模糊，这可能是一个问题。很少有治疗师具有深度的冥想体验并了解一个娴熟的冥想老师的要求，更甚的是，在世俗的心理治疗中，尤其是涉及第三方付费的情况下，治疗师可能感觉有义务待在治疗椅上，用冥想技术只是为了减少精神症状。

但要是来访者想要走得更深应该怎么办？要是他们带着关于无

常和自我本性的有关存在的问题进来怎么办？这些担忧可能导致一些有趣的临床和伦理困境。虽然没有简单的答案，但是有两件几乎总是对我们和来访者很有用的事情可以做：深化我们自己的正念冥想练习，并鼓励来访者深化他们的正念冥想练习。

深化我们自己的正念修习

在第二章，我们强调了在开始提供正念工具和技术给来访者之前，开展我们自己的正念冥想练习的重要性。我们越加强自己的正念修习，当我们分享这些工具和技术时就会越有成效，且我们的成效会超越单纯教授正念技巧。因为当我们深化自己的练习时，我们也会开始表现出一个技艺精湛的心理治疗师的重要的品质——智慧和慈悲（Germer & Siegel, 2012）。

因此，为了增长智慧和慈悲，我们应如何加深自己对正念的理解？有三个基本的方法：练习、学习以及与他人沟通交流。

保持日常的练习

设定一个每天或至少大多数日子坐下练习的计划是至关重要的。我们的一份杂志叫"心理牙线"，每天的清除可以帮助我们放下内心盘踞的事物，活在当下，从"行动模式"转换到"存在模式"（Segal et al., 2002; Segal, Williams, & Teasdale, 2012）。我们可以通过挑战自己、练习更长时间进一步给我们的练习带来活力，并不只是专注，而是纳入开放监控、慈心、悲心、平静以及本书描述的相关练习。与一位可以胜任的冥想老师交流与正念相关的书籍，以及听引导正念和佛法的讲座也会有很大的帮助。

抓住机会：探究静修练习

正如我们之前在第一章提到的，进行冥想静修是深化正念体验和理解心灵怎样制造痛苦的一个很有效的方法。当然，收拾行李前往静修中心进行多日的静修，从理智和情感的层面来看可能是令人生畏的，但是大多数曾参加静修的人认为，静修是一个影响深远的体验；许多正念教育的心理治疗师认为，参加静修是他们的训练和继续教育必不可少的部分。

如果你从未参加过静修，你可能想确切知道在那里都做些什么。不同的冥想传统为静修体验创造了各种各样的形式和结构体系，但它们往往有许多共性。除了在小组或者在个人与老师相见时允许提问的短暂时间外，静修通常在静默中进行。许多中心要求参与者遵循修行的戒律，比如避免伤害任何生物，不滥用语言（在静修中，这通常意味着根本不说话），不拿任何不是随意取用的东西，不邪淫，不使用麻醉品。有时每天也有一小段的正念工作时间。正式练习的长长的时间表通常包括从清晨持续到深夜。

典型的静修时间表

马萨诸塞州巴雷市一个著名的内观（洞察性）冥想静修中心，以下是洞察性冥想团体的一个典型的静修日常时间表：

上午 5:30	起床
上午 6:00	坐禅
上午 6:30	早饭
上午 7:15	正念工作时间
上午 8:15	指导下的坐禅
上午 9:15	行禅
上午 10:00	坐禅
上午 10:45	行禅或教师访谈
上午 11:30	坐禅
中午 12:00	午餐

下午 1:45	行禅	
下午 2:15	坐禅	
下午 3:00	行禅	
下午 3:45	坐禅	
下午 4:30	行禅	
下午 5:00	晚餐	
下午 6:15	坐禅	
下午 7:00	行禅	
下午 7:30	佛法的讲座	
下午 8:30	行禅	
下午 9:00	坐禅	
下午 9:30	晚茶，进一步练习或睡眠	

如果一个为期一周需要住宿的静修听起来太费力，那你可以借助一个较短的、不需住宿的静修尝试一下。许多城市的静修中心提供一天或两天的静修，通常在周末举行。这些静修遵循一个相似的日程表，但是在早上开始较晚，傍晚时，参与者回家或入住当地的酒店。

学习佛教心理学和其他的智慧传统

尽管正念冥想已经在不同的文化和宗教背景下得到了发展，现在许多被心理治疗师整合的练习来自佛教传统。这里的正念是"八正道"的一部分，只有八个组成部分中的三个——正精进、正念和正定——和我们讲的正念特别有关；其他的三个正语、正业和正命是和道德以及我们在世界上的行为相关的；剩下的两个正见和正思维是和智慧的发展相关的。

只是专注冥想、正念取向的心理治疗师，有时被传统的佛教实践者指责丢掉了更大的画面，忽略了其他同样重要的觉醒之路。毫无疑问这个指责在某种程度上是对的，但是正如在第一章所讨论的，在临床设置下，我们和来自各种各样的宗教背景的来访者一起工作，他们有不同的信仰，谈论佛教或其他的宗教传统可能疏远那些有不同信仰的人。然而，我们可以做的一点是通过正念冥想自然升起洞见，并探索这些洞见怎样帮助来访者更智慧地生活，并减少他们在生活中为自己和他人创造的痛苦。

例如，细想有关存在的三个特征的教导——非永久（无常）、不满足（苦）和无自我（无我）——在佛教传统的发现（见第一章），就像许多佛教教义一样，这些教义不是实际的信仰或教条，而是关于心灵和世界的观察，是与世界上大多数宗教、精神、哲学和科学传统相容的。另外，他们不只是被信仰，而是旨在观察。佛陀经常鼓励他的跟随者不要相信任何事情只是因为他（或其他任何人）正在宣扬，而是向内看，集中注意看他们自己。

所以当我们练习正念和深入观察的时候，我们可以看到存在的三个特征吗？

嗯，我们可能看到，在这个世界我们遇到的一切都是无常的，这不只是意味着事情不会持久，而且它们从一刻到另一刻也在持续不断地改变。我们甚至可能注意到"事物"是不存在的——它们用不断变化的体验流构建我们的思想。现代科学用电子显微镜的量子物理支持这个观点。

我们也看到，心灵不满意的反应相当频繁，当我们看到的事物是令人不愉快的时，我们相对容易注意到。但是即使它是愉快的，我们也可以看到它总是要改变并最终会消失，这让我们感到空虚和想要更多。正如伟大的哲学圣人 Roseanne Roseannadanna 所说："如果不是一件事情，就是另一件事情。"

最终，这可能是当初最难观察到的，我们开始明白，没有事物有"自我"——一个固有的永久的核心。一切事物，包括我们自己的自我感觉，都是时时刻刻在持续不断地升起和消失，基于起伏不定的内在和外在条件而改变。在正念冥想中，我们不能在里面找到一个稳定的小矮人，没有什么实体可以让我们说"那是我"。

觉醒到这三个存在的现实，无论我们是否在佛教或其他方面概念化它们，培养我们的洞见、智慧和慈悲都是重要的（Siegel，2012）。在心理治疗中，觉察这些现实会影响我们怎样看待来访者以及怎样容纳他们的痛苦，最终它也影响来访者怎样看待自己和与自己的痛苦相处，即使我们从未提起佛教思想或无常、苦、无我的概念。或许一个简单的例子会有助于说明这个过程如何起作用，在这个例子中治疗师的无我的意识怎样巧妙地影响着治疗。

临床案例：到底它是谁的焦虑？

Beatrice 是一名钢琴老师，她非常喜欢她的工作，也很喜欢和年轻学生在一起，但是无论何时，当她被邀请在社交聚会或其他的音乐家朋友面前表演时她就会发抖。"我希望我可以，"她说，"但是我太焦虑了。"在治疗中，她记起在她的成长过程中她的父母在她的钢琴独奏会开始之前以及进行过程中多么焦虑，她开始看到这个焦虑成为一粒种子传递给她，并成长为作为一个成年人不能表演的焦虑。她也学习在家练习钢琴时可以使用的正念技术：把注意力带到呼吸、踏板上的脚或琴键上的手指上，想象自己正在观众面前表演。治疗师帮助 Beatrice 通过更客观的方式与焦虑相连，她不再那么强烈地认同它。尽管治疗师从未使用这些术语，但他帮助她从无我的视角走近她的焦虑：

Beatrice：我是一个如此焦虑的人……我只是不能忍受它！

治疗师：不要把自己当作一个焦虑的人，只是把它看作"焦虑升起"可以吗？

Beatrice：没办法！我是感受它的那个人。

治疗师：是的，但是那些是你感受到的所有吗？你总是感觉到它吗？在任何地方你都可以感觉到它吗？

Beatrice：不……大多数是当我不得不在人们面前表演的时候。

治疗师：你现在的感觉是什么？

Beatrice：嗯，我感觉有点紧张……有点困惑……有点冷。

治疗师：这会让你成为一个冷酷的人吗？

Beatrice：不一定……

治疗师从未描述过 Beatrice 正在体验的是"她的焦虑"，而是"这个焦虑"或"焦虑升起"，Beatrice 逐渐开始不把它当回事儿。她也学会把它当做痛苦的一种形式，并在焦虑出现的时候给自己发送慈悲。最终，她同意在一个朋友的生日聚会上演奏。"那是可以的，"她在第二周报告，"我可以感到焦虑，但是我也可以感觉到我的手指在键盘移动，听到音乐的声音，还可以祝福自己安好，甚至祝福听众安好。焦虑是存在的，但是我明白它只是所有体验中的一部分。"

寻找团体

佛教传统鼓励从业人员求助于三宝——佛、法、僧——支持觉醒的道路。求助于"佛"指的是充满信心：因为历史上佛曾觉醒，所以我们也可以。它也指求助于内在的佛性，它（或我们中的一部分）知道怎样觉醒，进行日常正念修习并继续静修。"法"（或自然法则）是教义的主体，指的是对存在现实和心灵活动的洞见，在正念实践的路上令我们反思并给我们提供指引。最后，"僧"是上师和其他志同道合的人组成的团体，他们可以鼓励我们并促使我们走上正轨。许多其他的智慧传统也强调团体支持对精神发展的重要性。

成为团体的一部分是另一个重要的、深化我们的理解和我们自己的正念修习的方法。如果在你的地区有冥想中心，可考虑加入；如果没有，看你是否可以在你的地区与其他的正念取向的临床医生组成一个练习或学习小组，或寻求相关人脉和其他的网络资源。

深化来访者的正念修习

大多数来访者愿意采用正念技术改变他们与即刻痛苦的关系，在这个过程中焦虑、抑郁和其他心理疾病症状会有所减轻。大部分的人没有时间、动机或行为习惯确立和保持规律的日常正念修习，但是一些人可以，一些人会想要走得更深——继续静修并探究正念练习起源的佛法。极个别的甚至可能带着主动冥想练习的习惯（一个"先前存在的冥想状态"），以及与可以帮助他们使用正念服务于自己的情绪和精神成长的临床医生合作的愿望来治疗。

因此，我们怎样可以与来访者最好地工作，同时注意心理治疗师和冥想老师之间的界限？以下的例子说明了一些可能性。

临床案例：放下单调的工作

Charlotte 是一位 30 多岁精力充沛的律师，她工作努力，是一家大型的享有声望的律师事务所的合伙人。她幸福地嫁给了一个著名的金融服务公司的高管，她经济条件优越，但是她对自己的外貌和健康的持续担忧困扰了她，事实上，她的两个孩子与他们的保姆在一起的时间比和她在一起的时间更多。在她的爱挑剔的、过于争强好胜的原生家庭的驱使下，在大部分的生活中 Charlotte 受轻度抑郁和自我批评的想法的折磨。最近，她也遭受了频繁的头疼和消化系统疾病。她的医生排除了身体原因，并建议她寻求减压的方法——禅修。他也给了她一位正念取向的心理治疗师的名字。因为 Charlotte 曾经在大学涉猎过禅修并发现它是有用的，于是她采纳了这个建议并安排了一次会谈。

在治疗中，Charlotte 探索了她的成长史，并学习了基本的正念技巧，以帮助自己更有效地应对每天的压力。但是由于繁忙的日程安排，她不能在家有规律地练习。与此同时，对于她自我批评的想法、持续的抑郁、头疼和胃部疼痛，她获得了一些洞见和洞察力。为了深化她的练习，治疗师推荐她参加一个在当地医院的八周正念减压项目，Charlotte 同意了。

在这个过程中，Charlotte 下定决心做她的家庭作业，并每天练习 45 分钟。慢慢地，事情开始有了改善。对于因头疼和胃疼而引起的焦虑，她学会接纳而不是恐惧，它们变得不那么频繁和强烈了。当正念减压课程结束时，她每天至少练习 20 分钟，同时参加了当地冥想中心的课程。她发现自己被佛教教义吸引，在治疗师的鼓励下，她决定参加一周的静修。在静修的时候，她发现自己开始质疑成为她所在律师事务所的合伙人的付出是否值得。当地从冥想中心回来，她越发决心走向正念的道路，并告诉治疗师她的新目标是"放下单调的工作"，寻找办法缩减工作日程表，以便可以有更多的时间修习正念以及和孩子们在一起。

窥见里面的特洛伊木马

我们的同事 Paul Fulton 描述 Charlotte 发现的是以正念为基础的心理治疗的"特洛伊木马"：一些来访者被正念能减轻痛苦的前景吸引着，而且认识到有许多看上去比他们曾经想象的更简单的练习，于是开始了正念练习。

当然，许多来访者不愿意向内看特洛伊木马，这没有问题。但是对那些愿意的人，正念取向的治疗师应该意识到，他们在那里的发现既具有挑战性，也具有变革力。接下来我们可以决定是否愿意鼓励进一步的探索，让来访者去冥想中心，或者去一个他们可以获得更多深入细致的正念训练的临床基础项目。

临床设置中的正念训练

过去的 20 多年，已经有越来越多的研究显示，正念练习对许多身体和精神疾病疗效是显著的（Germer et al., 2013），不断增长的以正念为基础的治疗项目在西方的医疗保健体系中正在发展。这些项目给来访者提供了一个深化他们对于正念的理解的机会。他们通常采用团体的形式，由一个临床医生或其他的接受特定培训的专业人员带领，在医院、心理健康中心、私人诊所和其他的临床设置下开展。它们通常是有时间限制的（8—10周），每周一次，每次两个小时或更长时间。一些课程项目也包括一个一天的静修。尽管它们更像冥想课程而不是心理治疗。但这些项目实际上完全是非宗教的，很少提到佛教或许多正念练习起源的其他传统。

正念团体课程起效的原因是什么？

在一个以正念为基础的团体中，参与者享有一些在个体心理治疗中并非完全不可能但难得的优势。

集中。这个团体的注意力几乎全部集中在学习和练习正念技术上。

深度。因为小组聚集时间长于个人治疗会谈时间，参与者可以练习更长时间，并达到较高水平的专注和正念（有更多的机会直面练习的障碍）。

指导。在团体训练的时候带领者指导禅修，参与者可以利用记录指导他们在家进行的禅修。就像辅助措施一样，有指导的禅修有助于让初学者走上正轨，直到他们自己练习更舒服。

榜样。在处理参与者的问题和担忧时，团体带领者尽自己最大努力塑造觉察、接纳和慈悲。

家庭作业。参与者承诺每天在家练习，这是最好的建立每天的练习的方式，能够体会到它的益处。

同伴支持。与其他人一起练习给予参与者勇气、坚持不懈、超越不可避免的挑战，同时听到其他人的斗争史可以正常化他们遇到的困难。

让我们看几个有代表性的、以正念为基础的临床方案。它们在方法上都是非宗教的，很少提到精神的或宗教的传统。

以正念为基础的减压疗法（MBSR）

自20世纪70年代以来，正念减压疗法（Mindfulness-Based

Stress Reduction，简称为 MBSR）一直是引导正念练习进入医疗保健体系、教研机构、企业、政府机构和全世界成千上万人的主力军。它现在在五大洲的三十多个国家可以看到。最初是由 Jon Kabat-Zinn 在麻省大学医学院作为治疗病人慢性疼痛的方法发展而来的（Kabat-Zinn, 1982; Kabat-Zinn, Lipworth, Burney, & Sellers, 1986），研究表明，正念减压好像对一切压力造成的困扰，从焦虑（Kabat-Zinn et al., 1992）到银屑病（Kabat-Zinn et al., 1998）都有效，并多次证明对大脑的结构和功能有显著影响（see Lazar, 2013, ）。这个项目由八次两个半小时的训练组成，有时在第六次和第七次训练之间会有一个正念日，由正念冥想、瑜伽、小组讨论和其他的有助于参与者转化他们与疾病的关系的练习组成。参与者每天至少拿出 45 分钟完成他们的家庭作业。以正念为基础的减压疗法是一个行之有效的方案，可以帮助来访者体验到有规律的练习的益处，对那些身心疾病尤其有效。

以正念为基础的认知疗法（MBCT）

正念认知疗法（Mindfulness-Based Cognitive Therapy，简称为 MBCT）是由英国和加拿大的寻找新方法解决抑郁复发问题的研究者们发展的，在 2002 年引入美国（Segal et al., 2002, 2012），现在在英国正念认知疗法作为国家卫生服务的一部分被得到推广，在其他国家也正在变得越来越普及。正念认知疗法建立在正念减压模型的基础上，加入认知治疗的元素，以帮助参与者运用正念，特别是针对抑郁的症状。但它主要是一个正念冥想的课程。这个方案的开发者之一 Mark Williams 曾将之描述为 "80% 的冥想，20% 的认知治疗"（Law, 2008）。正念认知训练方案由八次两个小时的团体训练组成，外加一个最初的个体评估访谈，要求参与者每天做大约一个小时的正念冥想和其他练习，也推荐后续的小组聚会，但那不是项目必不可少的一部分。正念认知疗法已经被广泛研究，并被认为是预防抑郁复发的有效疗法（Ma & Teasdale, 2004; Teasdale et al., 2000）。

实际上，随机控制研究已经显示，正念认知疗法在预防复发上和抗抑郁药物疗效一样，在减少残留症状和提高患者的生活质量上更有效（Kuyken et al., 2008; Godfrin & van Heeringen, 2010）。

以正念为基础的预防复发疗法（MBRP）

由 G. Alan Marlatt 和他的同事发展出的以正念为基础的预防复发疗法（Mindfulness-Based Relapse Prevention，简称为 MBRP）是一个八周的团体方案，用来帮助参与者巩固物质滥用以及其他的成瘾行为的戒断效果。就像正念认知疗法是建立在正念减压疗法的基础上一样，正念预防复发疗法是建立在正念认知疗法的基础上，因为它结合了正念训练和认知疗法的技术。正念预防复发疗法的目标是帮助参与者识别触发器、习惯的思维模式以及导致复发的关键行为。通过把正念带入这些破坏性的、看起来像是自动的模式，参与者明白他们可以暂停，培养接纳困扰他们的想法和情绪的能力，而不是继续他们的成瘾行为，从而做出更明智的选择（Bowen, Chawla, & Marlatt, 2011）。这个方案中的一个最有名的技术是"冲动冲浪"，参与者练习保持对冲动的觉察——感觉、想法和情绪的波浪通常会迫使他们使用物质——他们只是乘着波浪，直到它们退去。早期的研究（Witkiewitz & Bowen, 2010）表明，这个项目有助于参与者增强控制感、减少渴求感。

正念的自我慈悲（MSC）

由 Christopher Germer（2009）和 Kristin Neff（2011）发展的正念的自我慈悲（Mindful Self-Compassion，简称为 MSC）是一个团体方案，共八次，每周训练一次，每次两个半小时，还有一个半天的静修。利用指导下的正念练习、团体练习、讨论和家庭作业，设计正念的自我慈悲方案来帮助参与者培养他们对自己的慈悲。它是对强调时时刻刻觉察的正念减压疗法和正念认知疗法的补充。正念有助于我们带着广泛的觉察和自我慈悲对疼痛和痛苦保持开放，这个方案的焦点是，当我们遇到痛苦时升起友善的态度，并尽力保持觉察。在一个飞行员的正念的自我慈悲的随机临床试验中，完成训练的参与者在自我慈悲、正念、对他人的慈悲以及生活满意度方面显示出明显的提高，在抑郁、焦虑、压力和回避方面有显著的降低（Neff & Germer, 2012）。

许多其他的非宗教的以正念为基础的临床方案也已经被开发。其中的一些，比如以正念为基础的饮食觉察训练（MB-EAT; Kristeller, Baer, & Quillian-Wolever, 2006）和针对广泛性焦虑障碍的以接受为基础的行为治疗（ABBT for GAD; Orsillo & Roemer, 2011）聚焦在具体情况上；而其他的，比如辩证行为疗法（DBT; Linehan, 1993b）和接纳承诺疗法（ACT; Hayes & Strosahl, 2005）聚焦得更广泛。这些方案包含的正式正念练习的数量是不同的。另一个治疗师和来访者可能都感兴趣的方案是洞察性对话（Kramer, 2007; Surrey & Kramer, 2013），它更明确地植根于佛法，并提供人际间的正念练习以帮助参与者把觉察带入讲话、倾听和其人际关系的其他方面中。

冥想中心的正念训练

在体会到正念练习的一些益处之后，一些来访者对正念自然地感到亲切，并决定在冥想中心练习以加深他们的体验。对于这样的来访者，没有什么需要我们做的，除了要与他们一起探索这些行为是否有利于他们的情绪、心理和精神的发展。

然而，对于其他的来访者而言，我们可能不由得想要鼓励他们在一个能胜任的冥想老师的指导下尝试在冥想中心进行练习，或者甚至去静修。我们也许感到他们需要更多的秩序和规则，或将从团体的支持中受益；也许关于他们的正念练习有我们无法回答的问题。

但是推荐一个来访者进入冥想中心不能轻率。在这样做之前，有一些问题要考虑，包括：

来访者将它视为传教吗？许多正念取向的临床医生最熟悉佛教

冥想中心，因为佛教被许多人认为是一种宗教，某些来访者会很警惕。当然，也有许多人认为佛教是一个有大量的教导和实践的哲学和心理学体系，可以与它们的宗教背景分开，并与西方的科学或宗教教义以及实践相整合。例如，Steven Batchelor（1998, 2010）撰写了大量的实践佛法的完全世俗的方法。有技巧的佛教老师不管来访者的宗教信仰是什么，更关注分享有助于人们更幸福生活的练习和方法，而不是获得一个信仰。去一个佛教的冥想中心，许多来访者可能会感觉不舒服，他们可能将冥想体验为企图强加给他们一个奇怪的价值观和信仰，从而共情失败。对于这些来访者，推荐他们去一个临床的项目比如正念减压，或在他们自己的宗教传统之内的静修中心可能是最合适的，哪怕这个中心可能不以我们提出的同样的方式教授正念。

来访者可以胜任吗？在大多数的冥想中心，来访者不能像在个体治疗或在临床设置下的以正念为基础的团体中那样，得到那么多的关注。他们可能不可以与受训的医生一起练习。尤其是在静修期间，他们受到相对比较少的指导，练习的时间更长。因为这些原因，在许多冥想中心，密集的禅修练习可能对一些来访者是不适合的，包括那些人格结构脆弱或僵化的人、物质依赖的人、未在治疗中处理过的有重大创伤的人或容易出现精神病性症状的人。正如在第一章讨论的，在建议更密集的训练时我们需要审慎。

冥想中心信誉良好吗？显然，我们不鼓励来访者与某一个特定的老师练习或去某一个特定的中心，除非我们相信他们会被尊重、体贴而又真诚地对待。因此在推荐一个冥想中心之前，调查这个中心的信誉是一个好主意，要么咨询值得信赖的同事，要么自己去那里体验。

不同类型的中心

有许多可以学习和练习冥想的地方。一些来源于基督教、犹太教、伊斯兰教、瑜伽修行法，而另一些则是非宗教的。这些中的任何一个都可能最适合我们或来访者的文化背景。但是正如之前讨论的，本书的大部分练习，以及之前描述的所有以正念为基础的临床项目，都来源于佛教。这不是一个巧合——佛教传统创造了大量的非常微妙的教义，描述了怎样运用禅修练习和技术唤醒头脑和心灵。

佛教冥想中心通常强调三大流派之一的练习。决定哪种练习最适合我们，且对来访者是可能的，取决于文化亲和力、学习风格和地理上的方便。

内观或洞察性冥想传统在以正念为基础的练习中有最大的影响，目前正在与西方的心理治疗整合。内观通常被解释为"如实地看到事物"。通过这个练习，我们如其所是地来看事物，持续不断地把注意带回到我们最重要的体验上，而不是迷失在各种各样的解释和我们的头脑常常创造的错觉中。在内观中心的练习指导通常是一步步展开的。大多数中心有西方文化的氛围，而这种练习形式常见于东南亚。

禅宗也教授正念练习。一些提供类似于我们所描述的逐步展开的操作指导，也建议其他的练习形式，比如坐禅，不集中注意在某一个特定的觉察对象，或公案练习（参话头），要求学生不按照逻辑回答解出谜语（来帮助打断散乱的思想）。它们的氛围或许反映了它们在日本、韩国、中国或越南文化的起源。

住宿的和非住宿的中心

一些冥想中心为那些有兴趣停留更长时间的人提供住宿。其他的中心只是提供指导和一个安静练习的地方。

不提供住宿的中心往往位于城市或其他人口密集的地区。虽然他们不能像提供住宿的静修中心那样大的强度，但是他们的确拥有大多数住宿的静修中心所没有的优势：它们通常更容易进入。对那些持怀疑态度的人、新手练习者和不确定他们想要做出什么样承诺的人，他们提供了一个相对容易、低风险、低成本的方式来尝试。

最终，那些经常参加的人可能获得更强的归宿感，同时也有机会经常与老师一起练习。

住宿的静修中心最大的优势是免于因日常生活而分心，因此可以沉浸于冥想练习中，并达到较高水平的专注、觉察和洞见。但是留在提供住宿的静修中心并不容易，那里要求相当多的时间投入，大多数情况下，花费也更多。没有平常我们依赖的保护自己的一大堆防御，可以使我们看到各种各样的被埋藏的痛苦和内在冲突，因此，即使它们有巨大的价值，就像第一章中讨论的，静默的住宿的静修并不适合每一个人，尤其不适合脆弱的来访者。

维持专业的界限

就像我们上面提到的，把正念练习带入心理治疗，可能会模糊心理健康专业人员和冥想老师之间的界限，对于练习者和来访者也是如此。这就引起了重要的临床和伦理问题。在什么点，我们的工作不再是心理治疗而是精神指引？我们告诉来访者可能会发生这样的转变吗？如果是，在什么时候？在会谈的开始？在后来的治疗中？更进一步来说，如果我们已经超越传统的心理治疗领域，还要遵守同样的专业行为准则吗？我们收取同样的费用吗？可以使用医疗保险吗？

如果我们相信，我们正在做的工作是完全非宗教的循证的心理健康治疗，我们有责任告知来访者关于正念练习来源的佛法和其他的精神教义吗？是通过"特洛伊木马"的方式欺骗他们开始练习吗？

关于这些复杂的问题没有简洁的答案，智慧的、遵守职业道德的、用心良苦的专业人士很可能持不同意见。通过问这些问题，我们希望在正念取向的心理治疗师团体中促进对话和反思，开启一个在未来导向更加周到的和有意义的规则与做法的进程。我们邀请你通过与你信任的同事和督导讨论这些问题，成为这个进程的一部分。

　　如果你和来访者在同一个冥想中心结束练习，对于可能出现的界限问题我们想用一个简短的语句来结束。在某些方面，这与去同一座教堂或在同一家健身房锻炼没有太大不同。正如其他设置，最重要的是不要加入双重关系。因此如果你经常在一个特定的冥想中心练习，你可能选择不把它推荐给来访者。另一方面，把它留给自己可以视为保留一个潜在的资源。当然，如果你真的推荐了一个你练习的中心，最好从开始就清楚这一点，并讨论你的来访者来到你静修的地方是否会成为一个问题。我们知道临床医生极力避免把自己置于这种境地，其他的正念练习指导者则认为那是合适的，甚至对某些来访者是有用的。除了把来访者的利益放在第一位，在这里没有简单的规则或指南。

附录：选择的练习

本附录包括各种各样的、可以用在不同的心理障碍和临床人群中的练习。这些练习既可以单独使用，也可以这个呈现的顺序导入。当然，每一个来访者都是独一无二的，这些仅仅是建立在我们的临床经验之上的建议。请随意调整它们以满足某个特定来访者的需要。

我们通常在会谈中介绍练习，在治疗中与来访者一起练习，然后邀请来访者在家尽力练习。就像之前提到的那样，用你自己的声音录制指导语，并把它们给来访者使用，可以巩固治疗联盟，促进来访者的练习。

在这个附录中我们也着重设计了一些适应治疗师需要的练习，并包含之前呈现的一些练习的改编，它们或许有助于应对不寻常的治疗挑战。

针对特定障碍的练习

成瘾障碍

活在当下。一个轻松而又方便的导入正念觉察的方法。

立禅。有助于头脑清醒和情绪稳定。

发现呼吸。以锚定觉察并为再次开始打下基础。

接触点。集中注意在手上来观察想抓住渴望对象的冲动。

冲浪。以忍受强烈的渴望。

给情绪贴标签。以获得洞察力和理解力。

发送慈心给自己。有助于减轻常常与成瘾相伴的自我批评。

停泊在暴风雨肆虐的海底。在狂欢作乐或巨大的情绪挑战后做一个"当遭遇巨大挫折时"的练习是有帮助的。

慈悲的存在。在充满了孤独和自我憎恨的艰难时刻采用。

焦虑障碍

听禅。让焦虑像声音一样自由来去。

接触点。在体内寻找安全感,并帮助忍受强烈的情绪。

身体扫描。当身体的焦虑症状强烈的时候使用。

行禅。当感到心烦意乱并难以坐下来的时候使用。

想法只是路过。帮助增加此刻的觉察。

觉察体内的情绪。以增强对焦虑情绪的接受能力。

发现固有模式。去探究焦虑背后可能的思维模式。

发送慈心给自己。当焦虑伴随着自我评价和自我批判的时候使用。"愿我平安受保护以及愿我轻松自在"的语句是特别有帮助的。

慈悲的身体扫描。接受焦虑的情绪并培养慈悲。

山禅。在焦虑中培养平静。

抑郁障碍

听禅。让抑郁的想法自由来去。

拥抱呼吸。在悲伤或抑郁中提供安慰。

行禅。把注意带回到当下的体验。一些指导者也使用傻傻地行走来改变满脑子都是自己和自己的问题的状态。

想法只是路过。以减少思维反刍,增强当下时刻的觉察。

觉察体内的情绪。把从未识别的情绪带入意识。

给情绪贴标签。给它们命名以使它们失去锋芒。

发现固有模式。看到潜藏在抑郁想法和感受背后的模式,以及它们怎样和行为相联系。

慈悲的身体扫描。与身体再次连接，并把慈悲的觉察带到不愉快的想法、情绪和身体感觉中。

慈悲的存在。当感觉孤独、不知所措或陷入深深的绝望时使用。

与他人的痛苦连接。在极度的疼痛和痛苦的时刻增加与他人的连接。

山禅。在不断变化的生活中稳定注意。

停泊在暴风雨肆虐的海底。在抑郁的想法和情绪的波涛下面寻找安全。

接受挑战。在困难的情境下获得不同的视角。

在污浊的池塘里生长的莲花。给抑郁带来新的理解和意义。

光的禅修。把"希望"带到困难时刻。

饮食障碍

接触点。和强烈的贪食、清除或厌食的欲望在一起。改编练习双手，也可以把觉察带到这些冲动。

发现呼吸。在体内培养一个安全的锚点，并明白重新开始是可以的。

身体扫描。以增强对暴饮暴食或厌食前的感觉的觉察。

食禅。练习充满觉察地饮食和对自己的身体充满慈悲。

冲浪。针对那些难以忍受渴望的时刻。

宽恕：放下毒药。在暴饮暴食之后原谅自己。

身体疼痛

接触点。寻找体内的轻松以减轻疼痛。

发现呼吸。允许疼痛升起和落下，就像呼吸一样。

身体扫描。把觉察带到疼痛的感觉，并增强对疼痛的忍受能力。

和不适在一起。愿意接受不愉快的感觉，而不是抗拒。

慈悲的身体扫描。与不愉快的感觉在一起，因我们在痛苦中把慈悲带给自己。

想法只是路过。提高对疼痛的想法和感觉本身关系的觉察。

山禅。在疼痛中寻找稳定和平衡。

在世上行走。将注意锚定在外界远离痛苦的感觉。

冲浪。当感觉绝望或被痛苦淹没时使用。

睡眠障碍

接触点。关注身体与床接触的部位。

发现呼吸和拥抱呼吸。与深更半夜可能产生的后悔和担心在一起。

放下故事。如果往事使得入睡困难。

身体扫描。如果身体的不适正在影响睡眠。

和不适在一起。愿意接受不愉快的感觉而不是抗拒。

给情绪贴标签。识别并放下情绪和想法。

发现固有模式。觉察感觉、想法和情绪怎样共同作用而无法入眠。

慈悲的身体扫描。对任何可能正在升起的痛苦培养慈悲。

接受挑战。当对一个情境思维反刍的时候，以一个新的方式看待它。

所有的一切终将过去。我们在经受疾病、衰老和死亡的时候保持清醒。

创　伤

听禅。锚定在当下的觉察中。

接触点。在体内确立一个安全的体验。

拥抱呼吸。给自己带来舒适和安慰。

放下故事。针对常常伴随着创伤后应激障碍出现的思维反刍工作。

行禅和在世上行走。当感到不知所措时，停留在当下。

微型正念呼吸。当感觉被记忆、想法或情绪淹没时使用。

觉察体内的情绪。把觉察带到未识别的情绪。

给情绪贴标签。给它们命名以使它们失去锋芒。

发送慈心给自己。以减轻自我批评的内部对话。

把慈悲带到日常生活中。因为发送慈悲给他人通常是相对容易的。

慈悲的存在。为那些特别困难、自我批评的时刻准备的。

与他人的痛苦连接。以减少孤独并和他人连接。

山禅。以培养对创伤性事件的接纳。

停泊在暴风雨肆虐的海底。在生活的风暴中寻找稳定。

接受挑战。以识别出没有意识到的优势。

特定人群的练习

儿童和青少年

活在当下。导入正念觉察的一个容易又方便的方法。

立禅。以帮助头脑清醒并培养稳定感。

听禅。以帮助增强注意力。

傻傻地行走。行禅的一个有趣的改编，特别适合儿童。

觉察脚底的感觉。把注意带到当下体验到的感觉。

想法只是路过。儿童往往特别喜欢想象云和波浪的练习。

给情绪贴标签。命名它们以使它们失去锋芒——在任何年龄段都可以。

觉察闪光的小亮片。一个很有趣的方式，可以说明我们的想法和情绪的特性。

发送慈心给自己。在困难的情境中安慰自己。

愿意接受友善。强化对自己友善的能力。

把慈悲带入日常生活。一个在课堂中经常使用的有作用的练习。

冲浪。与强烈的情绪和冲动在一起。

夫妻和家庭

微型正念呼吸。用一些时间稳定情绪并获得洞察力。

听禅。以帮助伴侣们倾听彼此。

共同呼吸。加深伴侣或家庭成员间的连接。

什么把你带走？有助于我们觉察自己与他人断开连接的方式。

放下故事。允许强迫的想法和破坏性的情绪自由地出现和消失。

给情绪贴标签。以增强对亲密关系中引发的情绪的觉察。

用充满爱意的眼神看。帮助用新的眼光看待亲密关系。

发送慈心给自己。在关系的挑战中仁慈地对待自己。

与难以相处的人共事。把慈悲和理解带到难以相处的关系中。

随喜的欢乐。在他人的好运中培养愉悦。

宽恕：放下毒药。如果是可能的，只有准备好了才能够做到。

停泊在暴风雨肆虐的海底。在具有挑战性的时刻寻找一些平衡。

接受挑战。在公众假日、婚礼和离婚时使用，以接受事情本来的样子。

临床医生的练习

除了第二章和第三章中的禅修建议外，我们发现在艰难的会谈后，下面的练习有助于治疗师促进同调、恢复平静或在感到压力或疲倦的时候养精蓄锐。

与难以相处的人合作。当因来访者而生气或失眠的时候使用。

慈悲的存在。当感到需要更多的支持和慈悲的时候运用。

停泊在暴风雨肆虐的海底。帮助接受艰难的互动之后产生的情绪，包括来访者的自我伤害。

四界分别禅。在会谈后感觉沮丧、枯竭或忧心如焚的时候使用。

倾听他人。深深地倾听来访者。

发送给临床医生的慈心。以增加友善和自我慈悲的感觉。

附 加 的 练 习

这些是之前呈现练习的改编，可能适合特定的人群或情境的需要。在开始这些练习之前，先找到你的座位，并采用一个体面的姿势。花一些时间停留在你的锚点（接触点、呼吸或声音）并与你的体验在一起。

第一个禅修的灵感来自西藏的自他交换法。在传统的练习中，你吸入他人的疼痛和痛苦，并呼出慈悲。然而，我们发现，对于许多来访者来说，吸入过多的痛苦会被淹没。在这个变化形式中，你吸入慈悲并呼出慈悲。与来访者一起检查并评估练习怎样进行。保持简短，尤其当你第一次导入它时，且如果来访者需要感觉更稳定，可以随时回到声音、呼吸或身体的觉察上。

当下的慈悲

- 先舒服地坐下来，呼吸几次锚定你自己。
- 觉察你的身体并觉察你感觉不适或痛苦的地方。觉察可能出现的任何不适的情绪。如果一个特定的人与这个不适相关，也可以对此进行觉察。
- 深深地吸气，把慈悲带入你的身体和你正在体验压力、疼痛或不愉快的情绪的地方。
- 当你呼气的时候，发送慈悲给这个与不适相连接的人，给那些可能体验相似困难的人，或给所有的人。

● 吸入和呼出慈悲，找到一个感觉舒服的节奏。你可能想象你正随着呼吸轻轻地摇动并得到安慰。

● 想象慈悲充满你身体的每一个细胞，为你自己吸入慈悲，为他人呼出慈悲。*

---

* 这个练习改编自Morgan，Morgan, and Germer（2013）。吉尔福德出版社2013年出版。经许可而改编。

　　四界分别禅可以帮助我们在艰难的互动或令人沮丧的事件后找到平衡，在具有挑战性的会谈后特别有用：

四界分别禅

● 地。用鼻子呼吸 5 ～ 10 次。当你呼吸的时候想象有一座巨大的山。感觉你自己正在变得稳定并扎根于大地。

● 水。用鼻子吸入并用嘴巴呼出 5 ～ 10 次。想象一道瀑布流过并清洗你的身体，振奋你的精神。放下所有的紧张或压力。

● 火。用嘴巴吸入并用鼻子呼出 5 ～ 10 次。想象火的温度和热量。

● 风。用嘴巴呼吸 5 ～ 10 次。想象天空的广阔和开放。看你是否可以把这份轻快带到你的身体和内心。在这里停留几分钟。*

---

* 灵感来自Pir Vilayat Inayat Khan的教学。

　　下面的这个练习有助于改善严重的成瘾障碍，因为它更多地觉察到紧紧抓住渴望对象的冲动。它是接触点的变化形式，也是另一种增强我们容忍强烈的或压倒性的欲望的方式。

手

● 把你的手轻轻地放在你的大腿上。觉察它们，从内部（肌肉和骨头）到外部（皮肤和指甲）感受它们。

● 把你的注意带到你觉察到的任何感觉，或者是你的手的内部，或者是它们接触到的你的皮肤或你的衣服。让双手沉浸在这份宁静中，既不紧紧抓住任何东西，也不推开任何东西。

● 当你的双手停留下来的时候，对你体内发生的一切变得好奇。把你的意识带到任何你觉察到的感觉、想法和情绪上。允许任何欲望（比如对食物、物质、娱乐）产生和消失。

● 不断地使你的注意回到你的双手，感受出现的所有感觉。让你的手在这个时刻成为它们本来的样子。

下面的练习可以增强我们倾听痛苦和沮丧的能力。我们发现，在倾听极度的创伤和虐待经历或临床医生感到无助时，它是有帮助的。

倾听他人

● 当你坐下来并去倾听另一个人，看看你是否可以用"初学者之心"去倾听。用你的全部的存在去倾听，带着你的兴趣和好奇心，就好像你之前从未听过这个人讲话。

● 看你是否可以不带判断或偏见去倾听。觉察你可能会有的任何实际行为。你不需要改变或安抚这个人，只是存在，倾听声音和语调的细微不同。

● 觉察到在语音背后有可能隐藏悲伤、愤怒或其他的情绪的瞬间。

● 如果你发现自己变得注意力不集中，觉察任何阻抗，并集中注意全然地倾听。*

———————

* 灵感来自剑桥洞察性冥想团体教授的下面的祈祷："我们会坐着倾听而不是判断和反应。我们为了理解会坐下倾听。我们会练习同调地倾听以便我们能够听到正在诉说的以及未被诉说的。因为我们知道只是被深深地倾听，我们已经减轻了许多的疼痛和痛苦。"

下面的练习可给抑郁带来新的视角和理解。我们用它来增强与顽抗性抑郁的痛苦感觉在一起的能力。

在污浊的池塘里生长的莲花

- 从想象一朵美丽的莲花漂浮在池塘的中心开始。想象你可以沿着它的长长的茎到达荷花所在的淤泥和腐烂的底部。花朵无法从黑暗污浊的水域离开，但是它被滋养，且从淤泥和污水中获得了生命和营养。

- 试着与你的抑郁和痛苦的体验在一起。荷花在转化黑暗上为我们提供了生动的一课。

- 在你极具挑战的体验中你可以找到什么样的奥妙、营养或财富？*

---

* 灵感来自Trudy Goodman 教的冥想。

这些充满慈心的语句可以帮助我们在压力期间调整状态并给自己充电，也可以帮助我们找到平衡，并增强与要求过分的或难以应对的来访者的共情。

发送给临床医生的慈心

- 愿我可以照顾和滋养自己，以便我可以慷慨、平衡、全然地照顾他人的需要。

- 愿我可以培养平静，并放下疗愈或治愈他人的期待。

- 愿我用灵活的头脑和开放的心灵看待这个人。

- 尽管我关心你的疼痛和痛苦，但是我不能够为你做选择或控制你的生活。

- 愿我带着温暖和慈悲接纳他人的局限，愿我用同样的友善接纳自己的局限。

- 愿我看到你、听到你并知道你的全部和美丽，而不只是你的痛苦和疼痛。

- 愿我看到这个人的善良、智慧和脆弱。

- 愿我让这一刻成为它本来的样子，而不是我想要的样子。*

---

* 灵感来自Sharon Salzberg（2011）。

以下的练习有助于将"光明"带到艰难的处境。在问候来访者之前它也是一个开启一天或在一天中我们需要振奋精神的时候使用的禅修。

光的禅修

● 想象你正坐着观看广阔无垠、色彩灿烂的壮观日出。

● 当太阳跃出地平线，你感觉它逐渐变暖并照亮你的身体；起初是脸庞，然后是颈部、胸部、手臂、躯干、臀部、腿和脚。

● 如果它令你感觉舒服，让光线走近你的身体，用金色的光芒填满它。感受光线触摸你内在的黑暗之处，任何你藏有痛苦或悲伤的地方。

● 让光线充满你的整个身体，触摸你的骨头、你的肌肉、你的内部器官、静脉、动脉，你身体的每一个细胞。想象你的整个身体闪闪发光。

● 停留在这亮光中；让你成为"一盏给自己的灯"。*

---

* 灵感来自Pir Vilayat Inayat Khan的教学。

我们的头脑就像雪花玻璃球中的暴风雪。当我们感到忧虑不安的时候，我们的想法和情绪旋转不停，就像一个大风暴。下面的练习可以帮助我们看到它是什么，让事情清晰——对孩子来说，用一个真正的雪花玻璃球，更便于理解。

觉察闪光的小亮片

● 试着感觉三次呼吸，让你的身体和内心放慢一些。看你是否可以看到内心的想法，像暴风雪出现又消失。当我们的内心和身体真正地激动不安，难以看清楚，就像在一个震动的雪花玻璃球中。练习静静地坐着，持续 1～2 分钟，并沉浸在这份安静中。

● 如果你喜欢，制作你自己的雪花玻璃球，用水和发光小亮片填充一个玻璃瓶。摇动它然后观察这些亮点下沉并跌落到瓶底。如果你把手指伸入瓶中试着强迫那些小亮片下去看看会发生什么。这会使这个过程更快吗？

● 当这些闪光的亮片沉下去之后，调整你的呼吸和你的身体，看看你注意到了
  什么。*

—————————

* 灵感来自Chris Willard（2010）。

　　下面的练习是行禅的一个改编形式，当一个人焦虑不安或难以
安静地坐下时练习会有帮助。我们将此练习用在那些感觉在小治疗
室受到限制的来访者（且感觉在外边更安全）身上。它也有助于锚
定注意，远离痛苦的身体感觉或情绪。

在世上行走

● 花几分钟的时间走到外面。把你的注意带到天空，无论天气是什么样的。
● 用一些时间观察云朵、感觉微风，无论它是温暖还是寒冷、潮湿或干燥。
● 抬头看看大树：注意树叶的颜色、它们的质地、光线穿过它们的方式。
● 听：你听到鸟儿歌唱了吗？听到狗的叫声了吗？听到孩子玩耍的声音了吗？
● 当你开始行走，注意正在生长的草儿或花朵，并注意它们的颜色和形状。看
  着地面，注意昆虫、小水坑，甚至有时油水混合物形成的彩虹。
● 用一个孩子的眼睛看这个世界，好像这一切都是新的。如果你生活在城市中，
  注意车流、小汽车和公共汽车经过的噪声，在街上奔跑的人们——颜色、声
  音、气味。
● 如果你发现自己沉浸在痛苦、焦虑或沉思中，觉察这个想法，然后进一步说：
  "树叶是金黄色的"或"车流正在通过"。

　　当一个婴儿出生的时候，我们满是爱意。当我们抱着一只可爱
的小狗时，我们用慈爱的眼睛看着它。但是随着时间的流逝，在受
伤和失望之后，我们的目光变得严厉、愤怒和挑剔。我们常常把注
意集中在我们认为的他人错误的地方。当痛苦使我们变得冷酷时，
下面的这个练习是特别有帮助的。

用充满爱意的眼神看

- 试着用友善和慈爱的眼神看着人们。当你这样做的时候，意识到你眼睛周围的压力或紧张；邀请但不强迫你的眼睛放松。

- 注意到在脸部、身体、心灵或头脑的细微改变。觉察头脑中出现的所有情节或产生的所有阻抗；让它产生和消失，不要陷在头脑的喋喋不休中。

- 当你的目光柔和的时候看看会发生什么：用友善和充满爱意的眼神看着你的伴侣、你的孩子、你的同事。这通常不仅仅是一种体验。我们怎样看待他人通常会影响他人看待我们的方式，反过来我们也会用这种方式看待我们自己。*

---

* 许多冥想老师教授这个练习；这个版本的灵感来自Bays（2011）。

下面的练习是 Monty Python 的"傻傻地行走的方法"的变体，是由冥想和瑜伽老师教授的一个有趣地沉浸于身体的方式。对于孩子来说这也是一个很好的练习。我们也发现一些遭受焦虑、抑郁和创伤的来访者（和治疗师）可以从这个练习中获益。

傻傻地行走

- 用几分钟时间"傻傻地行走"。这可能意味着大步走，像螃蟹一样横着走或倒着走。如果你愿意，你甚至可以蹦跳或单足跳着走。

- 当你行走时，尽量完全地沉浸于你的身体，觉察所有的感觉。不要担心你看起来怎样——这是一个有趣的学习如何与你的身体在一起的练习。

- 享受它！

这个练习是帮助来访者（和他们的治疗师）情绪更加稳定的快捷方法，当处理攻击性或冲动性的行为时的确特别有用。对于孩子来说，它是一个培养注意的有效方式。它可以站着或坐着练习。

觉察脚底的感觉

- 从来回摇摆开始，从脚后跟到脚趾，然后从一边到另一边，扭动你的脚趾。

- 如果你愿意，抬起一只脚然后是另一只脚，好像你正在行进。

- 感受你的双脚稳定地停留在地面的感觉。觉察所有的不同的感觉。感受你脚底的感觉。

- 如果愿意的话，想象在每一只脚下长根，固定并使你与地面连接。感受与地面的连接。

- 如果你分心走神，只是回到脚底的感觉上。

下面的这个练习可以增强当下的觉察。它对儿童极具吸引力，然而成年人也欣赏它聚焦在自然界的想象，当在外面躺下来观看天空时特别具有感染力。

想法只是路过

- 一旦你感觉内心稳定、注意力集中，把你的注意带到你的想法上。当这些想法产生的时候观察它们，想象它们像云朵穿过天空一样。一些是蓬松的积云，另一些是黑暗的暴风雨。有时晴空万里，有时乌云密布。

- 让它们全部通过。看看你是否可以把自己想象为广阔无垠的天空，容纳所有的持续不断变化的天气。

- (另一个改编形式是，想象你在一个满是沙子和海水的海滩。让自己停留片刻观察海浪的来来去去。吸气。觉察气味、声音、大海的节奏。用一根棍子或一块石头在海滩上写下所有焦虑或反刍的想法。看到海浪涌来时，文字消失在湿漉漉的沙滩上。)

- 让云成为云（或海浪成为海浪）。想法是"真实的但不是真理"。让想法通过、消失，不要紧紧地抓住它们。

下面的这个练习可以给创伤事件，比如大规模枪击和爆炸，以及自然灾害，比如地震、严重的风暴和洪涝的劫后余生者带来安慰。

庇护所

- 深呼吸几次回到当下，知道你在坐着。你可以微微地睁开眼睛或轻轻地闭上眼睛。

- 回忆那些被伤害的人，那些采取行动的人，那些亲眼目睹的人；既包括当面看到的，也包括通过媒体看到的，那些曾经遭受或可能仍旧受惊吓的人。

- 吸入爱和慈悲，呼出爱和慈悲。确定包含你自己，尤其是当吸气时。

- 对于那些被伤害的人，无论用什么方式，和他们一起呼吸。吸入勇气、力量、尊严和慈悲；呼出勇气、力量、尊严和慈悲。

- 为朋友和家人，为所有的帮助他人处理痛苦、惊讶的有心人吸入爱和慈悲；呼出爱和慈悲。

- 为悲剧和灾难所在的整个社区、整个国家，吸入爱和慈悲，呼出爱和慈悲。

- 如果你遇到阻抗、愤怒、恐惧或悲伤，允许它们出现。吸入爱和慈悲，呼出爱、慈悲、空灵和自在。

- 试着默默地重复这些或类似的简洁语句：

    愿你所有的悲伤都得到缓解，愿你的心灵和身体得到安慰和治愈。

    愿所有的生命平安、受保护，愿所有的生命免于遭受痛苦，愿所有的生命活在智慧和慈悲中。*

---

* 灵感来自Jack Kornfield（2013）的一个佛法讲座。

正如在第八章中提到的，许多来访者发现随身携带写在小卡片的练习原则是有帮助的。以下说明介绍了这些。

小卡片

从下面的小卡片上抄录一些你喜欢的语句，你可以随身携带或张贴在你家、汽车里或工作的地方。在表格的底端随意地修改它们或增加你自己的语句。无论何时你需要鼓励、支持或正念时可参考它们。

1. 愿我平安，免于遭受内外部的伤害。

2. 愿我全然地与这个时刻相遇，愿我就像遇到朋友那样遇到它。

3. 这是一个痛苦的时刻。每个人都要经历痛苦。生活通常是不易的。让我友善地对待自己。

4. 我亲爱的身体，你正在尽力做到最好。

5. 如果现在它没有发生，它就没有发生。

6. 过去的已经过去。

7. 只是呼吸，别无他物。

8. 我可以为这创造空间吗？

9. 一个我是（焦虑的、不可爱的、失败者，等等）的想法。

10. 重新开始是可以的。

11. 愿我接纳事情本来的样子。

12. 愿我完全地爱我自己，爱我本来的样子。

13.

14.

15.